PERFECT MASTER

歯科国試
パーフェクトマスター

保存修復学

奈良陽一郎・柵木寿男　著

第2版

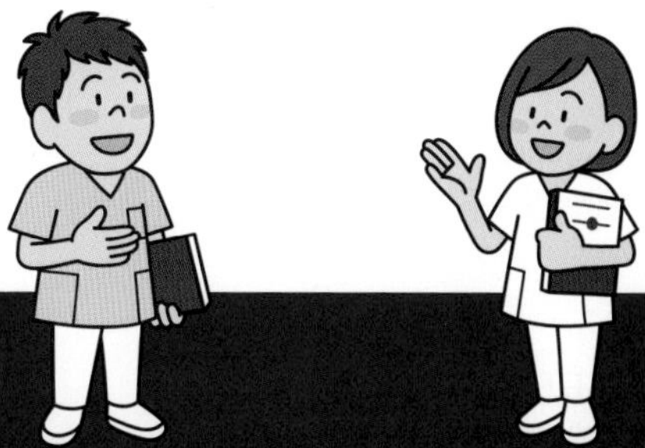

医歯薬出版株式会社

執筆者一覧

日本歯科大学生命歯学部接着歯科学講座
日本歯科大学附属病院*

奈良陽一郎
柵木　寿男
前野　雅彦
河本　　芽
河合　貴俊*

本書中のマークの見方

Check Point	：各章の最も大切な項目
よくでる	：歯科医師国家試験に頻出の内容
CHECK!	：必ず押さえておきたい重要ポイント
（点線囲み）	：大切なキーワード，キーポイント
（点線枠）	：理解を助ける補足
コラム	：著者からのアドバイス

This book is originally published in Japanese
under the title of :

Shikakokushi Pāfekutomasutā Hozonshūfukugaku
(Operative Dentistry for National Board of Dental Examination)

Nara, Yoichiro
Professor, Department of Adhesive Dentistry
The Nippon Dental University, School of Life Dentistry at Tokyo

ISHIYAKU PUBLISHERS, INC.
7-10, Honkomagome 1 chome, Bunkyo-ku,
Tokyo 113-8612, Japan

はじめに

保存修復学の目的について紐解いてみますと，①歯の硬組織疾患の発症と進行の抑制，②歯の硬組織疾患によって生じた歯の欠損部の修復と継発症の制止，③歯の欠損部修復による歯の解剖的な形態，機能，審美性の回復と維持，④歯，歯列の審美性も含めた健康増進による患者の生活の質（QOL）の維持，があげられています．あわせて，時の流れの中における臨床的な保存修復治療に目を向けてみますと，“drill and fill（削って詰める）”というような対症療法から“MI；minimal intervention（最小限侵襲）”に基づく生物学的療法へと変遷し，さらに人口動態や生活様式の変化に伴い，日々直面する症例やそれらの病態は，時勢を反映させながら変貌を遂げています．また一方では，理工学的性質に優れ，かつ審美性・信頼性・利便性に長けた各種修復用器材の開発改良やデジタル化がなされ，患者・術者双方の期待に応える歯科医療の具現化に大きく寄与しています．

このような背景をもつ保存修復学は，科学的根拠を重ねながら歯科臨床に欠くことのできない分野として位置づけられています．したがって，保存修復分野に係る知識・技能・態度・習慣の修得は，次世代の歯科医療を担う若き歯学部学生・研修歯科医をはじめ，学習支援者としての教員・指導医にとっても大切な要件といえましょう．

本書は保存修復学の総論・各論領域について20に区分したChapterによって簡潔明瞭に説明しています．特に，歯科医師国家試験のみならず共用試験歯学系CBT・OSCEを見据えながら勉学に励む学生にとっての支援になるように，「歯科医師国家試験出題基準」と「歯学教育モデル・コア・カリキュラム」の内容確認を経て編纂しています．また効率的な理解が深められるよう，説明文については箇条書きや明確な器材・技法などの列記に努め，あわせて多数のカラー写真・図・表を盛り込み，重要なポイントについては“CHECK”や“よくでるマーク”を添える工夫を図りました．

本書がこれからの歯科医療の担い手となる若き歯学部学生・研修歯科医はじめ，教員・指導医にとっての助力となり，患者・国民の健康増進に向けた一助になることを願ってやみません．

2022年8月　　**執筆者一同**

「令和５年版 歯科医師国家試験出題基準」と「本書」との対照表

必修の基本的事項

出題基準	大項目	中項目	小項目	本書該当部（Chapter－項）
必修-3-ウ-a	3　予防と健康管理・増進	ウ　予防手段	a　フッ化物応用	4-Ⅰ，7-Ⅱ
必修-3-ウ-c			c　口腔清掃（歯磨剤を含む）	4-Ⅲ，7-Ⅱ
必修-3-エ-a		エ　口腔健康管理	a　口腔衛生管理	7-Ⅱ
必修-5-エ-a	5　人体の発生・成長・発達・加齢変化	エ　人体の加齢変化	a　細胞・組織・器官の形態的変化（口腔および顎骨を含む）	1-Ⅱ
必修-6-イ-a	6　主要な疾患と障害の病因・病態	イ　口腔・顎顔面領域の疾患と障害の概念	a　歯の硬組織疾患	2-Ⅰ～Ⅳ，3-Ⅱ～Ⅳ
必修-7-イ-b	7　主要症候	イ　口腔・顎顔面領域の症候	b　歯の症候（齲蝕，歯の損耗，着色・変色，亀裂，破折）	2-Ⅰ～Ⅲ，3-Ⅱ～Ⅳ
		エ　薬物に関連する口腔・顎顔面領域の症候	a　歯の変色，歯の形成不全，歯肉肥大〈歯肉増殖〉，多形｛滲出性｝紅斑，抗腫瘍薬による口腔粘膜炎，菌交代症に伴う症候，顎骨壊死，唾液分泌量減少・増加，感覚異常	2-Ⅱ～Ⅲ
必修-8-イ-a	8　診察の基本	イ　基本手技	a　視診，触診，打診，聴診	6-Ⅱ
必修-8-キ-a		キ　歯・歯周組織の診察	a　歯と歯冠修復物	6-Ⅱ
必修-8-キ-b			b　歯髄・根尖歯周組織	6-Ⅱ
必修-9-ア-a	9　検査・臨床判断の基本	ア　意義と目標	a　診断	6-Ⅱ
必修-9-ア-b			b　治療効果の判定，治療経過の評価	6-Ⅲ
必修-9-オ-a		オ　口腔・顎顔面の検査	a　歯の検査	6-Ⅱ
必修-9-カ-d		カ　画像検査	d　エックス線撮影（口内法エックス線撮影，パノラマエックス線撮影）	6-Ⅱ
必修-11-ウ-b	11　治療の基礎・基本手技	ウ　器械の安全な取扱法	b　治療に用いる基本的器材	6-Ⅰ，14-Ⅷ～Ⅸ
必修-11-エ-a		エ　消毒・滅菌と感染対策	a　消毒・滅菌法	5-Ⅱ
必修-11-エ-b			b　手術野の防湿・消毒，清潔操作	5-Ⅲ，12-II
必修-11-エ-d			d　標準予防策〈standard precautions〉	5-Ⅰ
必修-11-カ-a		カ　麻酔法	a　局所麻酔	12-VI
必修-11-カ-c			c　精神鎮静法	12-VI
必修-11-ケ-b		ケ　歯・歯周組織に対する基本的処置	b　歯の硬組織疾患の治療	7-Ⅰ～Ⅲ，8-Ⅰ～Ⅳ，11-Ⅰ～Ⅲ，12-Ⅰ～Ⅵ，13-Ⅱ，14-Ⅰ～Ⅵ，14-Ⅷ，15-Ⅲ，17-Ⅰ～Ⅴ，19-Ⅰ～Ⅳ
必修-11-セ-a		セ　歯科材料・機器	a　基本的性質	9-Ⅰ～Ⅲ，11-Ⅱ～Ⅲ，12-Ⅱ～Ⅵ，14-Ⅱ～Ⅴ，14-Ⅷ～Ⅸ，15-Ⅰ～Ⅱ，16-Ⅱ，16-Ⅵ，17-Ⅱ，18-Ⅳ，19-Ⅲ～Ⅳ，20-Ⅰ～Ⅶ
必修-11-セ-b			b　診療用器械，切削・研削工具・研磨材	9-Ⅰ～Ⅲ，14-Ⅷ～Ⅸ
必修-11-セ-c			c　印象用材料・機器	16-Ⅵ，18-Ⅳ
必修-11-セ-d			d　模型用材料，ワックス	16-Ⅵ
必修-11-セ-e			e　成形修復・予防塡塞・歯内療法用材料	14-Ⅱ～Ⅲ，14-Ⅷ～Ⅸ，15-Ⅰ～Ⅱ
必修-11-セ-f			f　歯冠修復・義歯用材料	14-Ⅱ～Ⅲ，16-Ⅱ，17-Ⅱ，18-Ⅳ，19-Ⅲ～Ⅳ
必修-11-セ-g			g　成形技術・機器	16-Ⅵ，18-Ⅳ
必修-11-セ-h			h　装着用材料，接着処理	14-Ⅳ～Ⅵ，15-Ⅰ～Ⅱ，19-Ⅳ，20-Ⅰ～Ⅶ

歯科医学総論

総論Ⅱ　正常構造と機能，発生，成長，発達，加齢変化

出題基準	大項目	中項目	小項目	本書該当部（Chapter - 項）
総論Ⅱ-2-イ-a	2　全身・口腔の生態系	イ　プラーク〈口腔バイオフィルム〉	a　歯肉縁上プラーク	3-Ⅰ，4-Ⅱ
総論Ⅱ-5-ア-a	5　歯と歯周組織の構造	ア　歯の形態	a　基本事項	1-Ⅰ，13-I
総論Ⅱ-5-イ-a		イ　組織と性状	a　エナメル質，象牙質，歯髄	1-Ⅰ，11-I，14-Ⅵ
総論Ⅱ-7-エ-a	7　人体の成長・発達・加齢変化	エ　口腔・顎顔面の加齢変化	a　器質的変化	1-Ⅱ
総論Ⅱ-7-エ-b			b　機能的変化	1-Ⅱ

総論Ⅲ　病因，病態

出題基準	大項目	中項目	小項目	本書該当部（Chapter - 項）
総論Ⅲ-2-ア-b	2　口腔・顎顔面領域の疾患の病因・病態	ア　主な病因・病態	b　歯・歯周組織の疾患	2-Ⅰ～Ⅳ，3-Ⅰ～Ⅳ

総論Ⅳ　主要症候

出題基準	大項目	中項目	小項目	本書該当部（Chapter - 項）
総論Ⅳ-2-ア	2　口腔・顎顔面の症候	ア　歯，歯髄・根尖歯周組織		2-Ⅰ～Ⅳ，3-Ⅰ～Ⅳ

総論Ⅵ　検査

出題基準	大項目	中項目	小項目	本書該当部（Chapter - 項）
総論Ⅵ-1-ア-a	1　口腔検査・顎口腔機能検査	ア　口腔検査	a　歯の硬組織の検査	6-Ⅱ
総論Ⅵ-2-エ-b	2　画像検査	エ　エックス線単純撮影	b　口内法エックス線撮影	6-Ⅱ

総論Ⅶ　治療

出題基準	大項目	中項目	小項目	本書該当部（Chapter - 項）
総論Ⅶ-2-ア-a	2　歯・歯周組織・咬合の治療	ア　基本的術式	a　歯の硬組織疾患の治療	7-Ⅰ～Ⅲ，8-Ⅰ～Ⅱ，11-Ⅱ～Ⅲ，12-Ⅰ～Ⅵ，13-Ⅱ，14-Ⅰ，14-Ⅳ～Ⅸ，15-Ⅲ，16-Ⅵ，17-Ⅲ～Ⅳ，18-Ⅴ，19-Ⅳ，20-Ⅰ～Ⅶ
総論Ⅶ-8-ウ-g	8　薬物療法	ウ　疾患に応じた薬物療法	g　齲蝕予防薬	4-Ⅰ，7-Ⅰ

総論Ⅷ　歯科材料と歯科医療機器

出題基準	大項目	中項目	小項目	本書該当部（Chapter - 項）
総論Ⅷ-1-ア-a	1　生体材料の科学	ア　材料の種類	a　有機材料	11-Ⅲ，14-Ⅱ～Ⅴ，17-Ⅱ，19-Ⅲ
総論Ⅷ-1-ア-b			b　無機材料	18-Ⅳ
総論Ⅷ-1-ア-c			c　金属材料	16-Ⅱ
総論Ⅷ-1-ア-d			d　複合材料	11-Ⅲ，14-Ⅱ～Ⅲ，17-Ⅱ，19-Ⅲ
総論Ⅷ-1-イ-a		イ　材料の性質	a　物理的性質	14-Ⅱ～Ⅲ，19-Ⅲ，15-Ⅰ，16-Ⅱ，16-Ⅵ，17-Ⅰ，18-Ⅰ
総論Ⅷ-1-イ-b			b　機械的性質	14-Ⅱ～Ⅲ，15-Ⅰ，16-Ⅱ，16-Ⅵ，17-Ⅰ，18-Ⅰ，19-Ⅲ
総論Ⅷ-1-イ-c			c　化学的性質	14-Ⅱ～Ⅲ，15-Ⅰ，16-Ⅱ，16-Ⅵ，18-Ⅰ，19-Ⅲ
総論Ⅷ-1-イ-d			d　生物学的性質と生体安全性	14-Ⅱ～Ⅲ，15-Ⅰ，16-Ⅱ，16-Ⅵ，18-Ⅰ，19-Ⅲ

総論Ⅷ-2-ア-b	2　診療用器械・器具	ア　診療用器械	b　エアタービン	9-Ⅱ，14-Ⅷ
総論Ⅷ-2-ア-c			c　マイクロモーター	9-Ⅱ，14-Ⅷ
総論Ⅷ-2-ア-d			d　レーザー機器	9-Ⅲ
総論Ⅷ-2-ア-e			e　口腔内スキャナー	18-Ⅳ
総論Ⅷ-2-イ		イ　切削・研削工具，研磨材		9-Ⅰ～Ⅲ
総論Ⅷ-3-イ-a	3　印象用材料	イ　弾性印象材	a　アルジネート	16-Ⅵ
総論Ⅷ-3-イ-b			b　寒天	16-Ⅵ
総論Ⅷ-3-イ-c			c　シリコーンゴム	16-Ⅵ
総論Ⅷ-4-イ-a	4　模型用材料，ワックス	イ　歯科用ワックス	a　インレーワックス	16-Ⅵ
総論Ⅷ-5-ア-a	5　成形修復・予防塡塞・歯内療法用材料	ア　成形修復用材料	a　コンポジットレジン	14-Ⅰ～Ⅲ，14-Ⅷ
総論Ⅷ-5-ア-b			b　グラスアイオノマーセメント，レジン添加型グラスアイオノマーセメント	15-Ⅰ～Ⅲ
総論Ⅷ-5-イ-b		イ　予防塡塞用材料	b　グラスアイオノマーセメント	15-Ⅰ～Ⅱ
総論Ⅷ-6-イ-a	6　歯冠修復・義歯用材料	イ　セラミック材料	a　陶材	18-Ⅳ
総論Ⅷ-6-イ-b			b　ジルコニア，アルミナ，ガラスセラミックス	18-Ⅳ
総論Ⅷ-6-ウ-a		ウ　金属材料	a　金合金	16-Ⅱ
総論Ⅷ-6-ウ-b			b　低融銀合金，金銀パラジウム合金	16-Ⅱ
総論Ⅷ-6-エ-a		エ　複合材料	a　間接修復用コンポジットレジン	17-Ⅱ
総論Ⅷ-6-エ-c			c　CAD/CAM 用コンポジットレジン	17-Ⅱ，18-Ⅳ
総論Ⅷ-7-ア-c	7　成形技術・機器	ア　レジン（樹脂）系材料の成形技術・機器	c　光重合	14-Ⅱ～Ⅲ，19-Ⅲ～Ⅳ
総論Ⅷ-7-イ-a		イ　セラミック材料の成形技術・機器	a　陶材の築盛・焼成	18-Ⅳ，19-Ⅲ
総論Ⅷ-7-イ-c			c　加熱・加圧成形	18-Ⅳ，19-Ⅲ
総論Ⅷ-7-ウ-a		ウ　金属材料の成形技術・機器	a　鋳造工程	16-Ⅵ
総論Ⅷ-7-エ-a		エ　CAD/CAM	a　切削加工	17-Ⅱ，18-Ⅳ，19-Ⅲ
総論Ⅷ-8-ア	8　接着処理・技術	ア　接着性モノマー		14-Ⅳ～Ⅴ
総論Ⅷ-8-イ-a		イ　歯質接着処理	a　エナメル質被着面処理	14-Ⅳ～Ⅵ，14-Ⅷ
総論Ⅷ-8-イ-b			b　象牙質被着面処理	14-Ⅳ～Ⅵ，14-Ⅷ
総論Ⅷ-8-ウ-a		ウ　歯科材料接着処理	a　セラミックス被着面処理	14-Ⅴ
総論Ⅷ-8-ウ-b			b　コンポジットレジン被着面処理	14-Ⅴ，17-Ⅳ
総論Ⅷ-8-ウ-c			c　金属被着面処理	14-Ⅴ
総論Ⅷ-9-ア-a	9　装着用材料	ア　合着・接着用セメント	a　レジンセメント	14-Ⅴ，20-Ⅳ
総論Ⅷ-9-ア-b			b　グラスアイオノマーセメント，レジン添加型グラスアイオノマーセメント	15-Ⅰ～Ⅱ，20-Ⅲ
総論Ⅷ-9-ア-c			c　その他の歯科用セメント	20-Ⅰ～Ⅱ，20-Ⅴ～Ⅶ
総論Ⅷ-9-イ		イ　仮着用セメント		20-Ⅱ～Ⅴ

歯科医学各論

各論Ⅰ　成長・発育に関連した疾患・病態

出題基準	大項目	中項目	小項目	本書該当部（Chapter－項）
各論Ⅰ-2-イ-a	2　歯の異常	イ　形態の異常	a　癒合歯，癒着歯，双生歯	2-Ⅱ
各論Ⅰ-2-イ-b			b　中心結節，切歯結節	2-Ⅱ
各論Ⅰ-2-イ-c			c　歯内歯	2-Ⅱ
各論Ⅰ-2-イ-d			d　矮小歯	2-Ⅱ
各論Ⅰ-2-イ-e			e　巨大歯	2-Ⅱ
各論Ⅰ-2-イ-f			f　Hutchinson 歯，Fournier 歯	2-Ⅱ
各論Ⅰ-2-ウ-a		ウ　構造の異常	a　歯のフッ素症	2-Ⅱ～Ⅲ
各論Ⅰ-2-ウ-b			b　エナメル質形成不全｛症｝	2-Ⅱ～Ⅲ
各論Ⅰ-2-ウ-c			c　象牙質形成不全｛症｝	2-Ⅱ～Ⅲ

各論Ⅱ　歯・歯髄・歯周組織の疾患

出題基準	大項目	中項目	小項目	本書該当部（Chapter－項）
各論Ⅱ-1-ア-a	1　歯の硬組織疾患	ア　歯の硬組織疾患の病因と病態	a　齲蝕の病因	3-Ⅰ，4-Ⅰ～Ⅱ
各論Ⅱ-1-ア-b			b　齲蝕のリスクファクター	4-Ⅰ
各論Ⅱ-1-ア-c			c　tooth wear〈歯の損耗〉	2-Ⅱ，8-Ⅰ
各論Ⅱ-1-ア-d			d　象牙質知覚過敏症	2-Ⅳ
各論Ⅱ-1-ア-e			e　歯の変色・着色	2-Ⅲ
各論Ⅱ-1-ア-f			f　歯の亀裂・破折	2-Ⅱ，8-Ⅳ
各論Ⅱ-1-イ-a		イ　歯の硬組織疾患の予防・管理	a　齲蝕の予防・管理	4-Ⅰ～Ⅲ，7-Ⅱ，15-Ⅰ
各論Ⅱ-1-イ-b			b　初期齲蝕の診断	6-Ⅱ
各論Ⅱ-1-イ-c			c　フッ化物応用	4-Ⅰ，4-Ⅲ，7-Ⅱ
各論Ⅱ-1-イ-d			d　食生活指導	7-Ⅱ
各論Ⅱ-1-イ-e			e　口腔清掃指導	7-Ⅱ
各論Ⅱ-1-ウ-a		ウ　歯の硬組織疾患の治療	a　直接修復法	8-Ⅳ，12-Ⅲ～Ⅴ，14-Ⅰ～Ⅳ，14-Ⅵ～Ⅸ，15-Ⅲ，19-Ⅰ～Ⅳ
各論Ⅱ-1-ウ-b			b　間接修復法	12-Ⅲ～Ⅳ，14-Ⅴ，16-Ⅵ，17-Ⅲ，18-Ⅴ，19-Ⅰ～Ⅳ
各論Ⅱ-1-ウ-c			c　窩洞形成法	10-Ⅰ～Ⅲ，14-Ⅶ，16-Ⅳ～Ⅴ，17-Ⅲ
各論Ⅱ-1-ウ-d			d　象牙質・歯髄保護法	11-Ⅱ～Ⅲ，18-Ⅴ，20-Ⅰ～Ⅴ，20-Ⅶ
各論Ⅱ-1-ウ-e			e　補修修復	14-Ⅴ～Ⅵ
各論Ⅱ-1-ウ-f			f　歯の漂白	8-Ⅲ
各論Ⅱ-1-オ-a		オ　高齢者の歯の硬組織疾患	a　根面齲蝕	3-Ⅳ～Ⅴ
各論Ⅱ-1-オ-b			b　根面齲蝕への対応	15-Ⅰ

各論Ⅲ　顎・口腔領域の疾患

出題基準	大項目	中項目	小項目	本書該当部（Chapter－項）
各論Ⅲ-2-ウ-a	2　主として硬組織に関連する疾患の病態・診断・治療	ウ　歯・歯槽骨・顎骨・顔面骨の損傷の病態・診断・治療	a　歯の亀裂・破折・脱臼	2-Ⅱ，8-Ⅳ

各論Ⅴ　配慮が必要な高齢者・有病者・障害者等に関連した疾患・病態・予防ならびに歯科診療

出題基準	大項目	中項目	小項目	本書該当部（Chapter－項）
各論Ⅴ-3-イ-b	3　加齢による口腔・顎顔面領域の症候	イ　形態的変化	b　歯，歯列	1-Ⅱ
各論Ⅴ-6-ア	6　高齢者等に関連した歯科診療	ア　歯の硬組織疾患および歯周疾患への対応		8-Ⅰ～Ⅱ

歯科国試パーフェクトマスター

保存修復学　目次

Chapter 1 歯の構造と加齢による変化 …… 1
Chapter 2 歯の硬組織疾患 …… 7
Chapter 3 齲蝕の病因と病態 …… 13
Chapter 4 齲蝕の予防・管理 …… 18
Chapter 5 滅菌・消毒と感染対策 …… 22
Chapter 6 口腔検査 …… 26
Chapter 7 齲蝕の治療 …… 32
Chapter 8 非齲蝕性硬組織疾患の治療 …… 36
Chapter 9 硬組織の切削 …… 47
Chapter 10 窩　洞 …… 52
Chapter 11 歯髄保護法 …… 60
Chapter 12 治療の前準備 …… 67
Chapter 13 修復物の具備すべき形状と面 …… 74
Chapter 14 コンポジットレジン修復 …… 79
Chapter 15 グラスアイオノマーセメント修復 …… 110
Chapter 16 メタルインレー修復 …… 118
Chapter 17 コンポジットレジンインレー修復 …… 131
Chapter 18 セラミックインレー修復 …… 136
Chapter 19 ベニア修復 …… 145
Chapter 20 合着・接着・歯髄保護に用いるセメント …… 148
参考文献 …… 156
索引 …… 157

Chapter 1
歯の構造と加齢による変化

Check Point

・保存修復学の概要を身につけるために，歯の構造・機能を理解する．

Ⅰ．歯の構造

A エナメル質

1）エナメル質の特徴

・人体で最も硬い組織である．

・外胚葉系のエナメル器の細胞によって形成される．

・92 ～ 96％が無機質で，そのほとんどがハイドロキシアパタイトである．

・切縁部，咬合面部で厚い（前歯切縁約 2 mm，臼歯咬頭約 2.5 mm）が，歯頸部では薄い．

2）エナメル質の基本構造

（1）エナメル小柱

エナメル質の基本的な構成単位である．エナメル象牙境からエナメル質表面に向かって放射状に走行し，直径は 3 ～ 6 μm である．

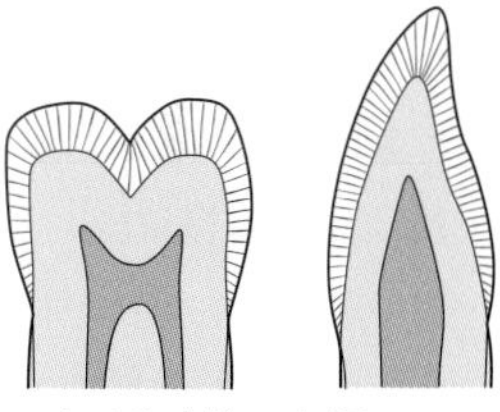

エナメル小柱の走行

（2）小柱鞘

小柱と小柱の間に存在する．石灰化が不完全で有機質に富む．

（3）小柱間質

小柱と小柱の間に存在する．無機質からなる．

（4）エナメル葉

エナメル質全層にわたり小柱の走行に沿って存在する．齲蝕の発生経路となる．

(5) エナメル叢

エナメル象牙境からエナメル質の厚みの1/10～1/5くらいに存在する．石灰化度が低い．

(6) ハンター・シュレーゲル（Hunter-Schreger）条

エナメル質断面に観察される小柱の縦断部と横断部で構成された縞模様である．エナメル象牙境付近から歯表に対してやや直角状に走る．

(7) レッチウス（Retzius）(線) 条（レッチウスの平行条）

エナメル質水平断面で観察される，象牙質を取り巻く同心性の環輪線である．エナメル質の発育線，齲蝕の発生経路となる．

> **CHECK!**
>
> ・エナメル葉：齲蝕の発生経路
> ・エナメル叢：石灰化度が低い
> ・レッチウス条：齲蝕の発生経路

(8) 無小柱エナメル質

エナメル質表層の小柱構造が不明瞭な層である．

B 象牙質

1) 象牙質の特徴

・歯を構成する組織の主体となる．

・歯乳頭に存在する外胚葉性間葉細胞由来の細胞が象牙芽細胞に分化して象牙質が形成される．

・約20%が有機質で，そのほとんどがコラーゲンである．

・歯の萌出後も歯髄が存在すれば象牙質は形成し続ける．

・歯髄腔を包む硬組織である．

・弾力性に富む．

> **CHECK!**
>
> 象牙細管は刺激の伝達経路である．

2) 象牙質の基本構造

(1) 象牙細管

・エナメル質に向かってS字状に走行する．

・刺激の伝達経路である．

・直径：歯髄付近約2.5 μm，中央1.2 μm，エナメル象牙境付近0.9 μm

> エナメル質に近くなるほど細くなる

・**数**：1 mm^2 あたりエナメル象牙境付近 1,500 本，歯髄付近 30,000 ～ 85,000 本

(2) 管周象牙質

厚さ 1 μm 以下で，象牙細管を取り囲み，石灰化度はやや高い．

(3) 管間象牙質

管周象牙質の外側に存在し，石灰化度は低く，コラーゲン線維を含む．

(4) 象牙前質

象牙質の最内層に存在する未石灰化の象牙質基質である．

(5) 象牙芽細胞

象牙質の形成に関与する．象牙前質に隣接し，細胞体は歯髄中に，細胞突起は象牙細管内に存在する．

(6) 象牙芽細胞突起

象牙芽細胞の細胞質が象牙細管中に伸びたものである．突起の直径は歯髄の近くで太く，象牙質内では次第に細くなる．

(7) トームス（Tomes）顆粒層

歯根部のセメント質近接部に存在する顆粒状球間区の配列層である．

CHECK! 象牙質粒

①高齢者の歯髄中に認められる硬組織
②歯髄結石ともよばれ，加齢に伴って形成される象牙質である
③第二象牙質や修復（第三）象牙質との違い ➡形態が粒（瘤）状
④形成部位による分類

遊離性象牙質粒	：歯髄内で遊離性に存在
壁着性象牙質粒	：象牙質壁に付着して存在
介在性象牙質粒	：第二象牙質の生成に伴って形成され，歯根象牙質に埋入された遊離性象牙質粒

C 象牙質・歯髄複合体

象牙質と歯髄は発生学的に同一な，表裏一体の組織である．

象牙質の新生添加

・象牙芽細胞が関与している.

・象牙細管の閉塞性変化➡透明象牙質

・生体防御反応として象牙質を形成➡歯髄腔容積の減少

・象牙質粒の添加➡歯髄腔容積の減少

CHECK! 象牙質の分類

原生象牙質：象牙質の主体で，外層の歯根完成前に形成された象牙質である.
第二象牙質：歯根完成後に外的な刺激によらずに歯髄側から添加した象牙質で，生理的に形成され続ける.
修復象牙質：齲蝕や修復の際の刺激によって形成される．第三象牙質または補綴象牙質ともよばれる.

よくでる

第二象牙質と修復（第三）象牙質を区別せずに第二象牙質と呼称する場合もあるので注意する.

D 象牙質痛覚の発現

以下の 4 説が提唱されている.

1）知覚受容複合体説

知覚受容複合体が刺激を受容するという説

2）自由神経終末説

象牙質内各所の神経終末が受容器として働くという説

3）動水力学説

刺激によって細管内を移動する組織液の流れが歯髄へ到達し，ラシュコフ（Raschkow）の神経叢の自由神経終末によって感知するという説

4）象牙芽細胞説

象牙芽細胞自身が受容器として働くという説

E セメント質

1）セメント質の組織学的分類

(1) 無細胞セメント質（原生セメント質）

・歯根全体を被覆している.

・形成は歯の萌出前後に始まり，一定期間を経て終わる．

(2) 細胞性セメント質（第二セメント質）

・無細胞セメント質の表面に蓄積している．

・根尖側約 1/3 に存在する．

・形成と停止を長期間繰り返し，加齢とともに厚みが増加する．

2) セメント質の特徴

・歯根象牙質の表層を被覆し，歯を歯槽骨内で固定する．

・歯小嚢に存在する外胚葉性間葉細胞が，セメント芽細胞に分化して形成する．

・**厚さ**：歯頸部では 20 ～ 30 μm，根尖部では 150 ～ 200 μm

・加齢とともに厚みを増す．

よくでる

・歯根に慢性の刺激（咬合力など）が加わると新生添加する．

・歯根表面に直角に走行し，歯槽骨と結合するシャーピー（Sharpey）線維が存在する．

F 歯の物理・機械的性状

	エナメル質	象牙質	コンポジットレジン	グラスアイオノマーセメント	陶材※1	金合金※2
圧縮強さ (MPa)	200～442	232～311	300～470	165～225	172～936	–
曲げ強さ (MPa)	80～90	138～270	100～209	10～60	76	–
引張強さ (MPa)	10～35	41～105	40～107	14～17	19～35	333
弾性率 (GPa)	47～84	12～19	4.6～20	6.5～7.7	69	77
熱伝導率 (W/m・k)	0.92	0.65	0.4～1.1	0.5～0.7	0.84～1.26	318
熱膨張係数 ($\times 10^{-6}$/k)	11.4	8.0～8.3	23～41	10.2～11.4	6.4～7.8	14～15
ヌープ硬さ (KHN)	300～343	68～70	25～65	–	426～600	75～170

※ 1：陶材：長石質陶材，アルミナ陶材，金属焼付用陶材

※ 2：金合金の硬さは HV

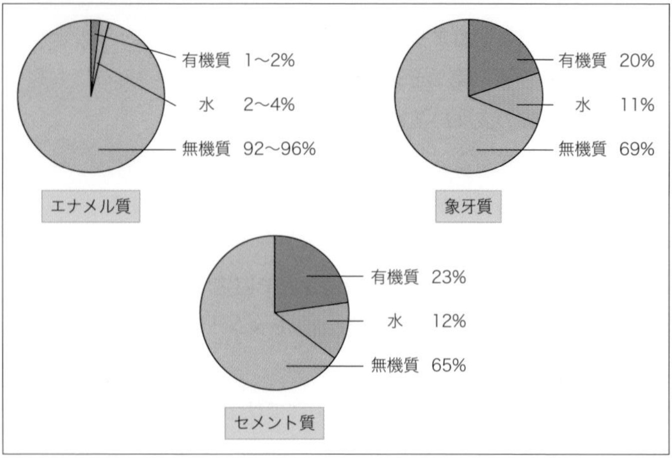

歯の化学組成

Ⅱ．歯の加齢による変化

A エナメル質

・咬耗：食物の硬さ，咬合力などが影響

・石灰化の亢進：唾液中のミネラル成分の取り込み

・歯冠の変色：高石灰化とそれに伴う光透過度の向上

B 象牙質・歯髄複合体

・摩耗：歯肉退縮した歯頸部に顕著

・象牙細管の封鎖：光透過度の向上，靱性の低下

・第二象牙質の添加：歯髄腔の狭小化

・象牙質粒の形成：歯髄腔の狭小化

C セメント質

・肥厚

Chapter 2

歯の硬組織疾患

Check Point

・保存修復学の対象を認識するために，齲蝕をはじめとする硬組織疾患の種類を知り，それぞれの特徴や原因について理解する．

Ⅰ．齲　蝕

齲蝕の好発年齢と性

6～20歳頃まで，および50歳以上．女性＞男性

CHECK! 齲蝕の好発部位

・$\overline{6} > \underline{6} > \overline{7}$，$\underline{7} > \underline{4}$，$\underline{5} > \underline{1} > \underline{2} > \overline{4}$，$\overline{5} > \overline{1}$，$\overline{2}$，$\overline{3}$，$\underline{3}$
・小窩裂溝，歯間隣接面，歯頸部（露出歯根面）

Ⅱ．非齲蝕性硬組織疾患

A Tooth wear（歯の損耗）

1）摩耗症　よくでる

咬合以外の機械的外力によって歯の表面が摩滅する病的なすり減りである．硬化象牙質を認め，象牙質知覚過敏を伴うことがある．

CHECK!

歯ブラシ摩耗：犬歯・小臼歯の唇頬側歯頸部
職業性の摩耗：主に上下顎前歯部

くさび状欠損を呈することが多い

(1) 習慣性摩耗

・歯ブラシの不正使用

習慣的な歯磨きにより歯頸部象牙質に生じる

・パイプ常用者

(2) 職業的摩耗

ガラス職人，大工，靴工，美容師，管楽器奏者など

(3) 義歯など補綴物に関連した摩耗

義歯のクラスプによる鉤歯の摩耗

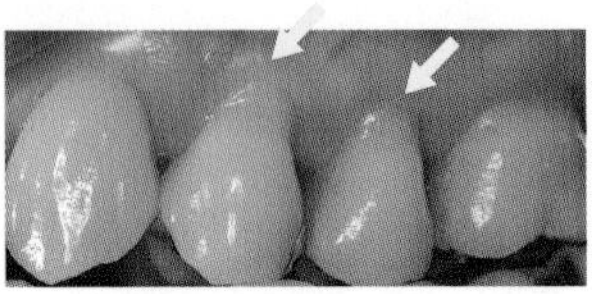

くさび状欠損
犬歯～小臼歯部に連続して発症しやすい．

2）アブフラクション

象牙質とエナメル質の弾性率の違いにより，咬合力が歯頸部エナメル質に作用して生じた小破折である．

3）咬耗 よくでる

上下顎の咬合接触の繰り返しによって生じる病的な“すり減り”である．

➡象牙質が露出➡象牙質部分が陥没

・ 好発部位 ：前歯切縁，臼歯咬合面，隣接面接触点

・ 好発年齢 ：高齢者＞若年者

・ 性差 ：男性＞女性

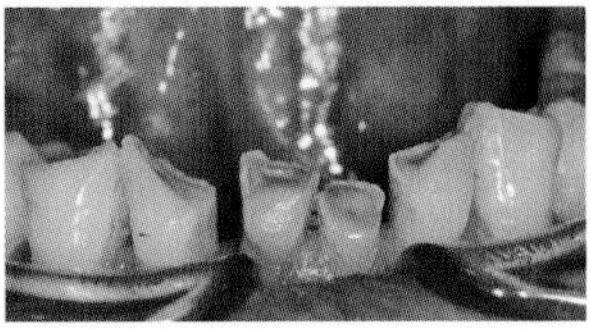

咬耗
対合歯との接触により複雑な形態を呈する．

4）酸蝕症（侵蝕症） よくでる

化学物質によって歯の硬組織表面が脱灰されて生じる，広範な実質欠損である．

(1) 病因

・飲食物由来の酸

・反復性嘔吐（摂食障害）

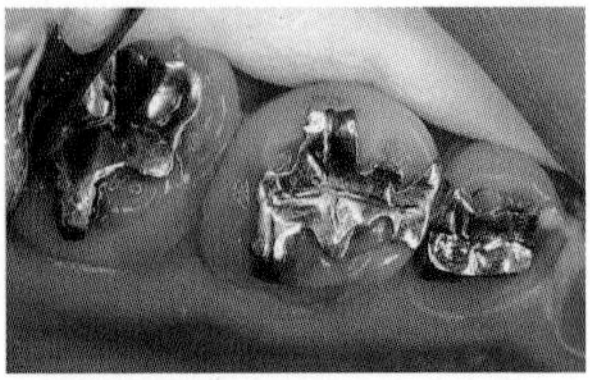

酸蝕症（侵蝕症）
酸により歯質が侵食され，インレーが浮き上がっている．

・胃内容物の逆流（胃食道逆流症）
・職業的な環境に由来する酸（無機酸の取り扱い）

無機酸を取り扱う工場：化学薬品製造工場，電池製造工場，人工肥料製造工場，金属精錬，メッキ工場

（2）病態

① **好発部位**

・職業由来のもの：下顎前歯部唇側の切縁から1/3
・飲料由来のもの：上下顎前歯部唇側
・食品由来のもの：上下顎前歯部唇側歯頸部
・習慣性嘔吐患者：上顎前歯口蓋側

② **欠損形態**

・初期はエナメル質の白濁➡進行により欠損（審美不良を伴う）
・象牙質知覚過敏症を生じることもある．

B 歯の破折

1）外傷性破折

強い外力によって生じる破折である．

2）病的破折

通常の咬合圧で生じる破折である．

3）医原性破折

不良修復物の存在や治療中の歯に生じる破折である．

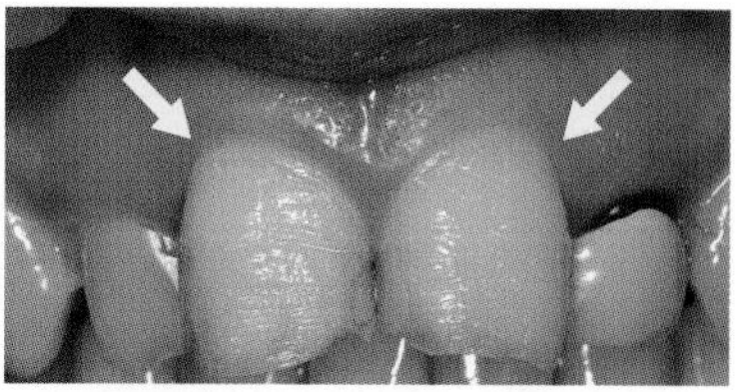

エナメル質減形成
全身的な原因のため左右対称的に形態異常を呈する．

C 形成不全と歯の形態・歯数の異常

1）エナメル質形成不全　よくでる

①エナメル質減形成：基質形成量の減少
➡形態異常（凸凹）

②エナメル質石灰化不全：基質形成は問題ないが，石灰化度が低い
➡限局性の白濁や白斑

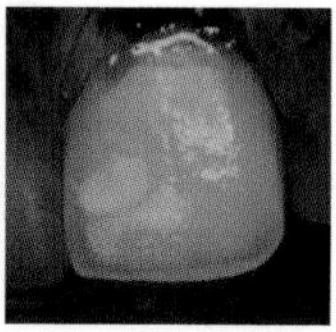

エナメル質石灰化不全
石灰化度の低い部分が限局的に白濁を呈する．

(1) 局所的原因

・非対称性に出現する.

・外傷：通常は永久歯

・炎症：乳歯の根尖病巣→ターナー（Turner）歯，骨髄炎→多数歯に発現

(2) 全身的原因

・対称性に出現する.

・栄養障害

・感染症：梅毒→ハッチンソン（Hutchinson）歯＝前歯部切縁の半月状欠損，フルニエ（Fournier）歯，ムーン（Moon）の歯＝桑実状臼歯

・無機物：フッ化物→斑状歯

・内分泌障害：甲状腺機能低下（クレチン病），副甲状腺機能低下（低カルシウム血症）

・遺伝：エナメル質形成不全症

2）形態異常歯 よくでる

(1) 形態異常と好発部位

形態異常	好発部位
巨大歯	上顎中切歯
棘突起	上顎中切歯
矮小歯・円錐歯	上顎側切歯
斜切痕	上顎側切歯
中心結節 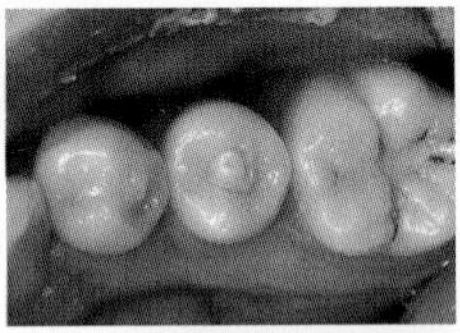	下顎第二小臼歯
カラベリー（Carabelli）結節 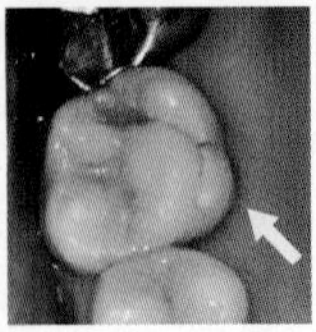	上顎大臼歯近心舌側咬頭の舌側面

形態異常	好発部位
臼旁結節	上顎大臼歯近心頬側隅角部
臼後結節	上下顎第三大臼歯の遠心側
プロトスタイリッド	下顎大臼歯近心頬側隅角部（下顎の臼旁結節）
エナメル滴	上顎大臼歯の歯頸部歯根面
癒着歯	下顎前歯部
融合歯	下顎前歯部
歯内歯	上顎中切歯，側切歯
ドリオピテクス*	下顎大臼歯

* 近心舌側咬頭が頬側２咬頭に隣接し，これら３咬頭の間に形成されたＹ字型の溝を呈する歯

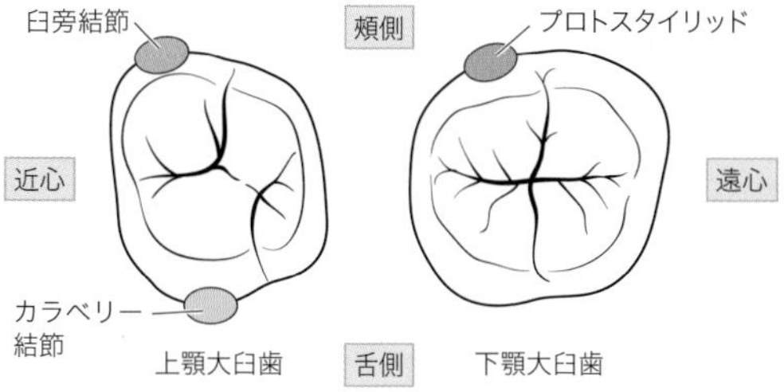

(2) 歯の形態・形成異常の原因

・遺伝的要因

・環境的要因：化学物質，栄養障害，内分泌異常，ウイルス感染，炎症，循環障害，放射線障害

3) 歯数の異常と好発部位

(1) 過剰歯

・ **正中歯** ：上顎中切歯間

・ **臼旁歯** ：上顎大臼歯の頬側

・ **臼後歯** ：上下顎第三大臼歯遠心

(2) 歯数の不足

上下顎第三大臼歯＞上顎側切歯＞下顎第二小臼歯

Ⅲ．変色歯　よくでる

変色歯の分類

区　分	要　素	色　調
金属性物質 （重金属）	アマルガム修復	黒　色
	硝酸銀 フッ化ジアンミン銀	
	鉄合金	
	カドミウム	黄金色～黄色
食品・嗜好品 薬剤	茶，コーヒー，タバコ	褐　色
	テトラサイクリン	黄色～灰褐色～黒褐色
	フッ化物	白斑～褐色
遺伝性	エナメル質形成不全症	乳白色～黄褐色
	象牙質形成不全症	灰青色～淡褐色（オパール色）
先天性	ポルフィリン症	ピンク～赤褐色
	先天性梅毒	褐色～黒色
	低ホスファターゼ症	褐　色
	新生児メレナ	青　色
	胎児性赤芽球症	緑　色
代謝性	カルシウム代謝異常	褐色～黒色
	ビリルビン 新生児重症黄疸	緑色～淡黄色（乳歯）
	ビタミン欠乏症	褐　色
歯髄障害	歯髄出血，歯髄壊死・壊疽	赤褐色～褐色～黒色

Ⅳ．象牙質知覚過敏　よくでる

機械的刺激，化学的刺激，温度刺激，乾燥などの外来刺激で生じる一過性の鋭い疼痛である．

1）好発部位

上顎犬歯・小臼歯・下顎切歯歯頸部

2）病態

・歯ブラシなどによる擦過痛を生じる．

・自発痛を生じない．

・温度診で１分間以上の持続する疼痛を認めない．

Chapter 3

齲蝕の病因と病態

Check Point

・齲蝕への適切な対応をはかるために齲蝕の病因および発症メカニズムを知り，齲蝕の病態，各種分類について理解する．

Ⅰ．発症機構

A 齲蝕の病因論

1）Miller の化学細菌説（1890 年）

2）Keyes の 3 つの輪（1969 年）

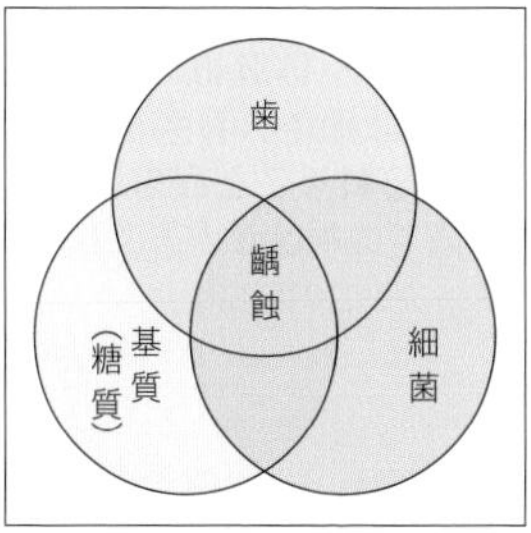

Keyes の 3 つの輪

3）Newbrun の 4 つの輪（1978 年）

Keyes の 3 つの輪に「時間」を追加したもの．

B 齲蝕原因菌

・*Streptococcus mutans* を代表とする口腔常在菌

・その他：*Streptococcus sobrinus, Streptococcus mitis, Lactobacillus* など

C 齲蝕発症のメカニズム

①唾液由来の糖タンパク質によってエナメル質表面にペリクル形成

②齲蝕原因菌，食物残渣，唾液によりプラーク形成➡バイオフィルム

③齲蝕原因菌によって糖質（主にスクロース）から乳酸などの酸産生

④ pH が低下する➡臨界 pH 以下になると脱灰➡齲蝕の始まり

CHECK!

臨界 pH（クリティカル pH）

エナメル質：5.5
根面象牙質：6.5

Ⅱ．エナメル質齲蝕

A 初期エナメル質齲蝕

よくでる

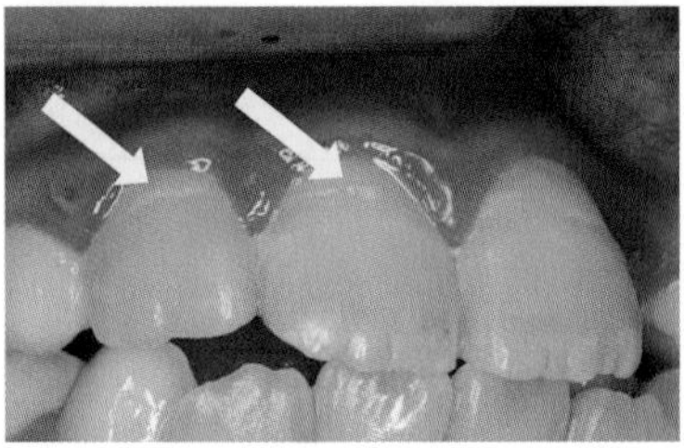

初期エナメル質齲蝕

CHECK!

初期エナメル質齲蝕は，白斑あるいは褐色の着色斑として認められることが多い．乾燥状態での視診が重要！！

B エナメル質齲蝕の進行

①プラークによる「脱灰」と唾液中のミネラルによる「再石灰化」：表層下のアパタイト結晶の脱灰「表層下脱灰」

➡この時点であれば「可逆性」，適切な対応があれば治癒可能

➡しかし脱灰に傾くと齲蝕が進行

②脱灰が表層まで進むと肉眼的にも白濁

③表面が粗糙となり，色素沈着，褐色から黒色へ

④小柱構造崩壊，実質欠損発生➡エナメル象牙境へ進行

Ⅲ. 象牙質齲蝕

象牙質齲蝕は，病理組織学的に層状に分類される．

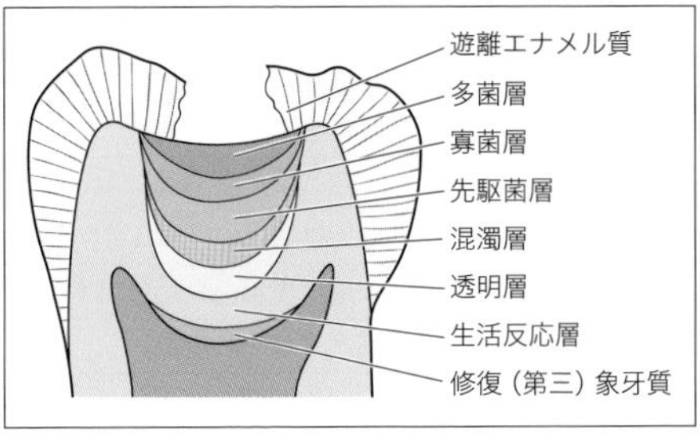

象牙質齲蝕の分類

Ⅳ. 齲蝕円錐 よくでる

・エナメル象牙境で境界に沿って横方向に進行する．

・象牙細管を通して深く進行する．

・細菌由来の酸による脱灰＋菌産生酵素により有機質崩壊

⇒軟化象牙質の形成

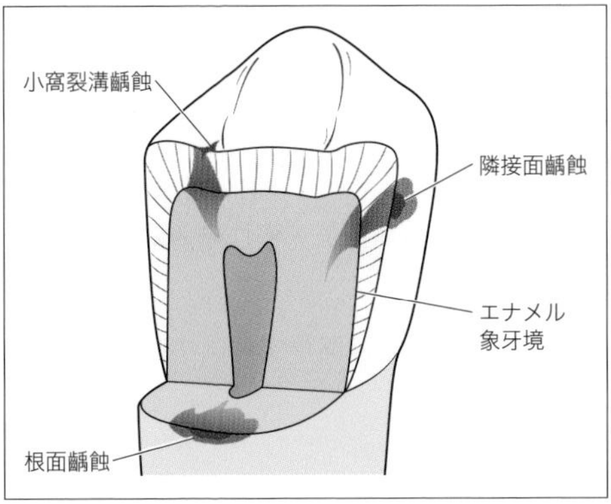

小窩裂溝部と平滑面部とでは，エナメル質内における齲蝕円錐の方向が逆転していることに注意！

齲蝕円錐

V．齲蝕の分類

A 齲蝕の進行速度による分類

急性齲蝕と慢性齲蝕

	急性齲蝕	慢性齲蝕
発生時期	若年者に多い傾向	壮年者に多い傾向
好発部位	小窩裂溝に多い	小窩裂溝，平滑面
進行形態	穿通性	穿下性
軟化象牙質の量と色調	多量，淡黄色が多い	少量，黒褐色や褐色が多い
軟化象牙質の硬さ	軟性（チーズ様）	硬性（なめし皮様）
軟化象牙質と細菌侵入	表層の軟化が顕著な部分まで細菌侵入	深部まで細菌侵入
修復（第三）象牙質の形成	少量	多量

B 齲蝕の進行深さによる分類

・CO：カリエスオブザベーション，「要観察歯」

・C1：エナメル質齲蝕

・C2：象牙質齲蝕（歯髄へは進行していない状態）

・C3：歯髄へ波及した象牙質齲蝕

・C4：歯冠崩壊状態

C 齲蝕の進行形態による分類

1）穿下性齲蝕

エナメル質直下で側方に拡大する．平滑面齲蝕，慢性齲蝕に多い．

2）穿通性齲蝕

エナメル質直下で象牙細管に沿って深部に進行する．小窩裂溝齲蝕，急性齲蝕に多い．

3）環状齲蝕

歯冠周囲を取り巻くように多歯面に拡大する．根面齲蝕に多い．

CHECK! 根面齲蝕

- 高齢者に多い
- 歯肉退縮と唾液分泌量の減少が誘因
- *S. mutans, A. viscosus, Lactobacillus* が原因菌とされている
- 環状を呈する場合あり
- フッ化物応用が有効

D 齲蝕の病歴による分類（二次齲蝕）

1）辺縁性二次齲蝕

辺縁漏洩により発症する．

2）再発性二次齲蝕

罹患歯質の残存により発症する．

E ICDAS による分類

ICDAS（International Caries Detection and Assessment System）は，検出と活動性評価の2つから成り立っており，この組み合わせによって齲蝕病変を表現する．

ex）メタルインレーの二次齲蝕歯➡ 65

ICDAS による分類

1桁目の数値：健全・既存修復の内容	2桁目の数値：齲蝕の程度
0：健全 (歯面に修復物やシーラントが認められない) 1：部分的なシーラント 2：全体的なシーラント 3：歯の色調改善の修復 4：アマルガム修復 5：ステンレス鋼製冠 6：ポーセレン，金合金，陶材焼付冠などによるクラウン，ベニア，インレー，アンレーまたは他の修復 7：消失あるいは破損した修復 8：暫間修復 9：その他，インプラント，ポンティック，未萌出状態など	0：健全 1：歯面乾燥後に認められるエナメル質の色調変化 2：歯面乾燥前に認められるエナメル質の色調変化 3：エナメル質に限局した齲窩 4：象牙質の色調変化がエナメル質を透けて検出 5：象牙質が確認できる明瞭な齲窩 6：象牙質が確認できる明瞭な齲窩 (歯冠の 1/2 以上)

Chapter 4
齲蝕の予防・管理

Check Point

・適切な齲蝕の予防・管理をはかるために，齲蝕のリスクファクター，齲蝕活動性試験，プラークコントロールなどについて理解する．

Ⅰ．齲蝕リスクに関連する因子

A 齲蝕のリスクファクター

正しく把握することによって，齲蝕の予防，治療，治療後のメインテナンスを確実に行うことができる．

①齲蝕原因菌

②基質（糖質）の摂取

③宿主の抵抗性（歯質，唾液の性状，口腔清掃状態，齲蝕罹患経験など）

B その他の関連因子

①社会生活：ライフステージ，経済性，ネグレクト

②全身的既往歴：運動機能障害，精神障害，免疫能，口腔乾燥症，服薬

③食習慣：飲食の回数，高糖濃度食品

④唾液：唾液分泌量，唾液中の細菌数，唾液緩衝能，pH

⑤プラークコントロール：プラークスコア，PCR

⑥年齢：幼児期から思春期，高齢者，エナメル質成熟度

⑦臨床的徴候：口呼吸，歯列不正，形成不全，形態異常

CHECK! 加齢変化に伴う齲蝕のリスクファクター

・辺縁歯肉の退縮：生理的なもの，歯周疾患によるもの
・唾液分泌の変化：降圧剤服用　　　　　　など

C リスクファクターの改善

1）患者自身が行う方法

・食事，栄養指導，生活習慣の改善（甘味制限）

・口腔清掃の徹底（ブラッシング，フロッシング，歯間ブラシ）

・フッ化物の応用：フッ化物洗口，フッ化物配合歯磨剤の使用　　など

2）医療機関で行う方法

・修復処置

・不適合修復物の改善

・フィッシャーシーラント塡塞

・フッ化物歯面塗布

・抗菌薬の使用

・PMTC（professional mechanical tooth cleaning）　　など

Ⅱ．齲蝕活動性試験

A 細菌因子に関する試験

1）細菌数を測定する方法

・乳酸桿菌数測定（Dentcult®-LB）

・ミュータンスレンサ球菌数測定（ミューカウント®）　　など

2）酸産生能を測定する方法

・カリオスタット®

・スナイダーテスト®

・RD テスト®　　　　など

3）プラークの pH 変化

・pH 測定など

B 宿主因子に関する試験

1）唾液を検体とする方法

・唾液流出量測定

・唾液緩衝能測定

・グルコースクリアランステスト

・カルシウム溶解性試験（Fosdick テスト）　など

2）エナメル質生検法

Ⅲ．プラークコントロール

バイオフィルムであるプラークの形成や付着を機械的および化学的に抑制し，齲蝕原因菌の働きを抑制する．

A プラークコントロールの評価

歯垢染色液を用いた染め出し：PCR（plaque control record）によって患者のモチベーションを高める．

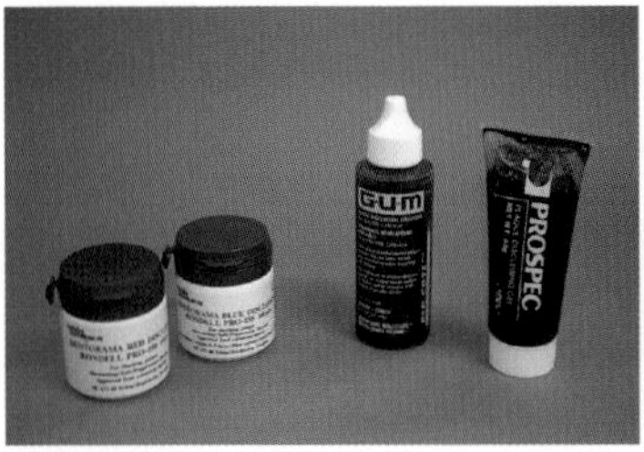

歯垢染色液

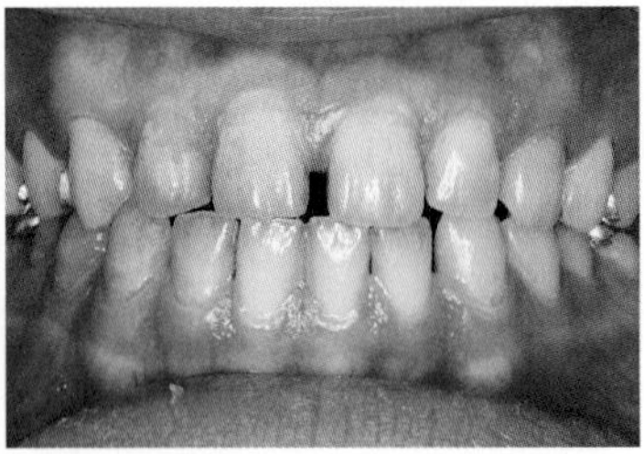

口腔内の染め出し
チャートに PCR として記録する．

B プラークコントロールの種類

1）セルフケア

歯ブラシと補助的清掃器具（デンタルフロス，歯間ブラシ）の活用，フッ化物配合歯磨剤の併用など

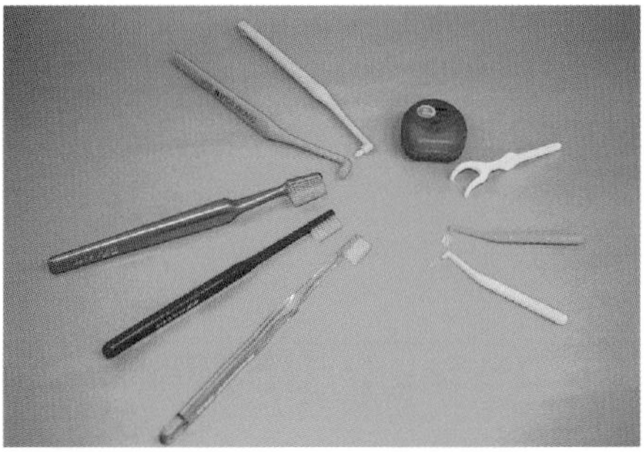

口腔清掃器具
患者の年齢などに対応する種々の器具がある．

2）プロフェッショナルケア

PMTC，PTC（professional tooth cleaning）など

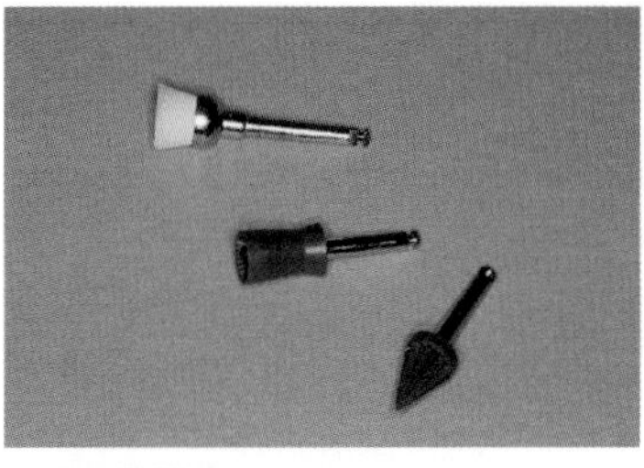

PMTC 用器具

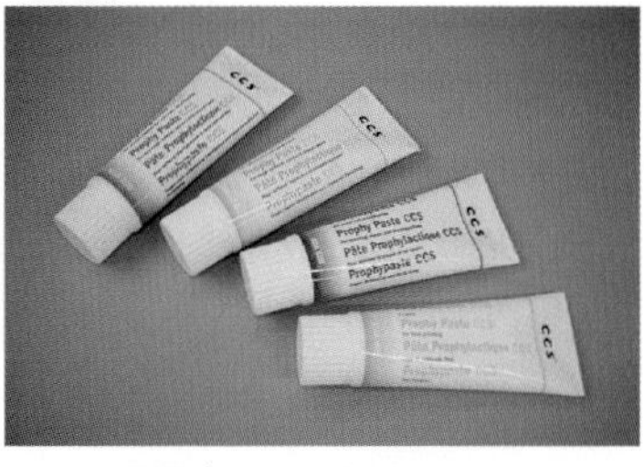

PMTC 用研磨ペースト

Chapter 5

滅菌・消毒と感染対策

Check Point

・良質な治療をはかるために，必要な器材に対する滅菌・消毒と感染対策について理解する．

Ⅰ．スタンダードプレコーション（標準予防策）

・「すべての患者は感染源となりうる」という考え方である．

・臨床現場では，体液，血液，創面からの分泌液，傷のある皮膚，生検材料，粘膜，手術時の切除組織，抜去歯などは感染源として扱う．

Ⅱ．滅菌法・消毒法

・対象機器がディスポーザブルなのか，再利用するのかに大別される．

・再利用機器は，使用後に水洗，超音波洗浄，ウォッシャーディスインフェクターなどによって，汚染物質を洗浄した後に滅菌・消毒する．

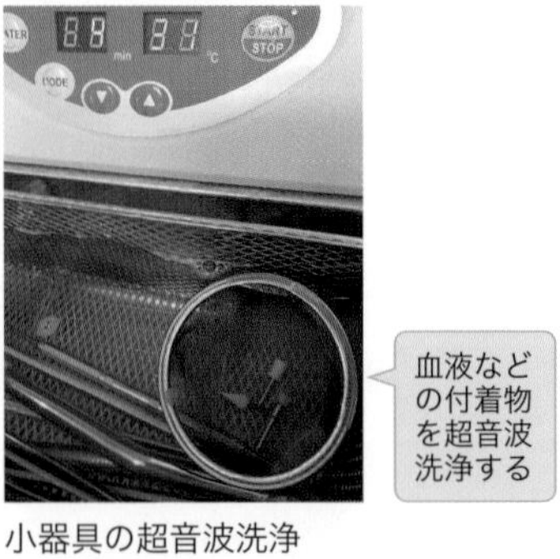

小器具の超音波洗浄

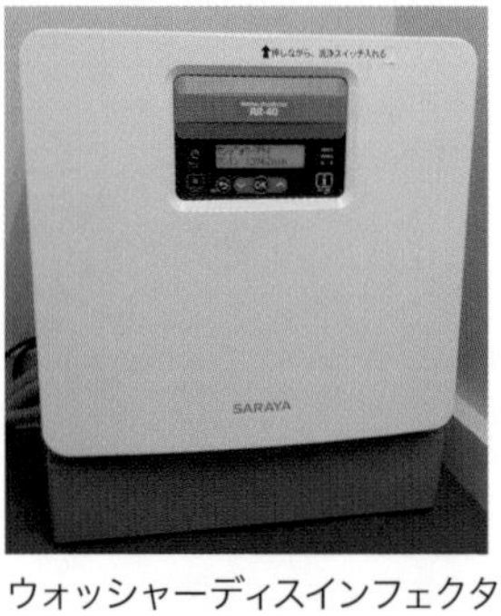

ウォッシャーディスインフェクター

CHECK! 滅菌と消毒

滅菌：病原菌および非病原菌を問わず，すべての微生物を殺菌または除去すること．

消毒：病原菌を殺滅または減少させることを目的とし，非病原菌については特に問題としない．

A 熱によるもの

1）乾熱滅菌

乾燥状態で 160℃ 60 分以上，または 180℃ 30 分以上加熱する．

対象：ブローチ，ファイルなどの保存系小器具

2）高圧蒸気滅菌（オートクレーブ）

加圧飽和水蒸気で 121℃ 20 分，または 126℃ 15 分加熱する．

対象：金属製品，ガラス製品，繊維製品など耐熱性のある機器

B 電磁波によるもの

1）放射線（γ線）滅菌

確実性が高いが，大型特殊機器が必要で一般的には用いられない．

対象：ディスポーザブル医療機器の製造過程で使用

2）紫外線滅菌

紫外線殺菌灯を照射する．影になる部分には無効である．

対象：機器の保管庫に用いられている．

C 化学物質によるもの

1）ガス滅菌（EOG 滅菌）

エチレンオキサイドガス（EOG）などの殺菌性の気体を専用バッグ中に充塡し，そのガス中に機器を密閉することにより滅菌状態のまま長期保管できる．

対象：耐熱性の有無に関わらず，ほとんどの機器に応用できる．

2）低温プラズマ滅菌

過酸化水素のプラズマ化で生じるラジカルによって滅菌する．大型機器を必要とするが，近年使用が増加している．

対象：ガーゼや脱脂綿などを除くほとんどの機器

3）消毒薬

微生物を構成するタンパク質を変性させて殺菌する．

①医療器具用：グルタラール，ホルマリン，アルコール類など

②人体（皮膚，粘膜など）用：アルコール類，クロルヘキシジンなど

③院内環境用：次亜塩素酸ナトリウムなど

④上記いずれにも共用可能な薬剤：塩化ベンザルコニウム，界面活性剤など

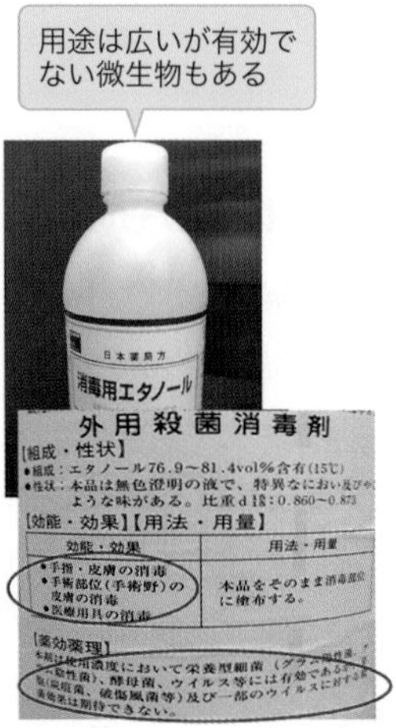

消毒用エタノール

Ⅲ．臨床的感染対策

A 口腔外バキュームの併用

切削時の切削粉，血液，唾液などの飛散を防止する．

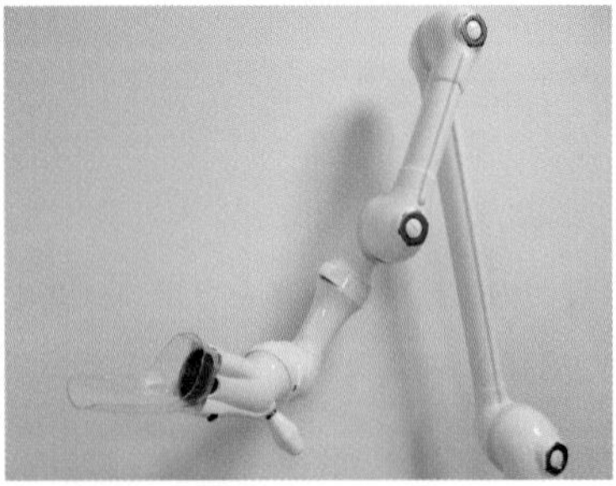
口腔外バキューム

B 対象の分類

対象（器材，設備など）を潜在的な感染リスクに応じて分類する（Spaulding 分類）．

1）ノンクリティカル

損傷のない皮膚などに接触した場合．

対策：アルコール清拭など

2）セミクリティカル

粘膜や唾液への接触があった場合．

対策：ウォッシャーディスインフェクターで洗浄など

3）クリティカル

軟組織を貫通した場合や血液への接触があった場合など

対策：高圧蒸気滅菌など

2）と 3）を合わせて「クリティカル」に分類する場合もある

C ディスポーザブル器具

医療用廃棄物として分別し，廃棄処分とする．

D 印象物　よくでる

・付着している唾液，血液などを流水にて洗浄する．

・0.1 ～ 1.0％次亜塩素酸ナトリウム溶液に浸漬する．

吸水性のないシリコーンゴム印象材などに適している

Chapter 6

口腔検査

Check Point

・的確な口腔検査を行うために必要な器具，機械，検査法について理解する．

Ⅰ．検査用器具

基本的な検査器具としてはピンセット，デンタルミラー，探針（エキスプローラー），エキスカベーター，デンタルフロスなどがあげられる．

Ⅱ．検査法

A 視診

・歯数，対合関係，隣接関係，位置異常，齲蝕など硬組織疾患の有無，修復状況，口腔内清掃状態，歯肉や頰粘膜の状態などを観察する．

・直視またはミラーによる反射像によって行い，隣接面に対してはセパレーター，ウェッジなどによる歯間分離後に行う．

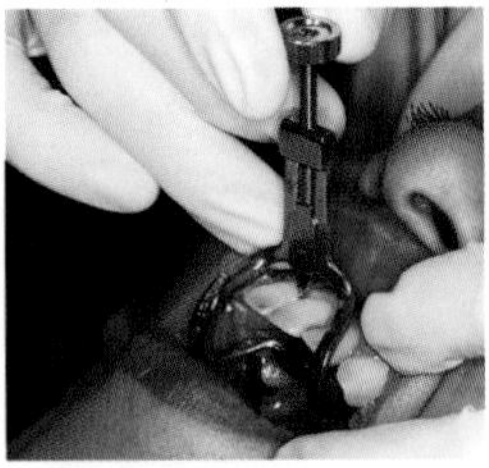

アイボリーのシンプルセパレーター

B 触診

・硬組織疾患の位置・大きさ・深さを確認する．

・齲蝕の場合は，軟化象牙質の量・硬さも確認する．

・隣接面齲蝕に対してはデンタルフロスを用いた触診が有効である．

・歯周組織の状態や，コンタクトゲージを用いた歯間離開度の触診も重要である．

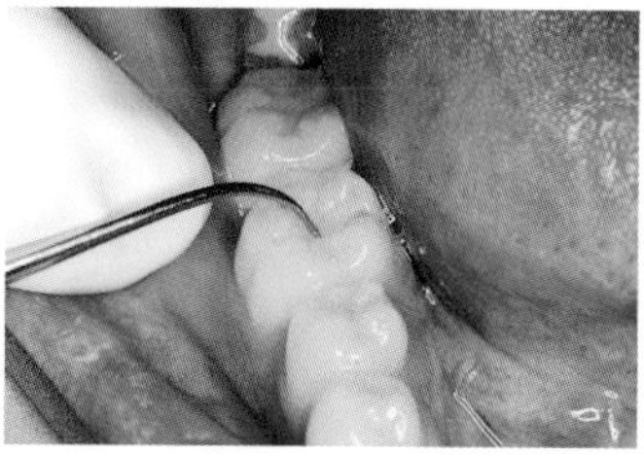
探針による触診

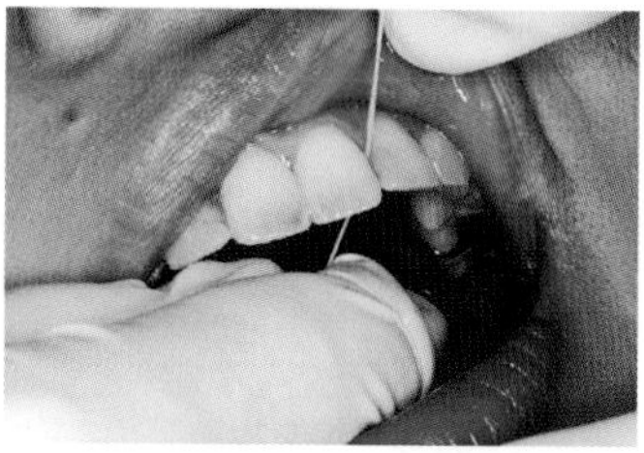
デンタルフロスによる触診

CHECK! スティッキーフィッシャー

・齲蝕を生じた小窩裂溝に探針を挿入・除去した際に知覚できる，粘りつくような感触のこと．
・齲蝕の検知に有効であるが，表層下脱灰を生じた脆弱なエナメル質を破壊する場合があるため，慎重に行うべきである．

C エックス線検査

・齲蝕の位置・深さ，第二・第三象牙質の形成状態，修復物の内面適合状態など歯の内部を観察する．
・歯内疾患，歯周疾患の状態も確認できる．
・口内法と口外法に大別され，咬翼法（口内法）は臼歯部隣接面齲蝕の検出に特に有効である．

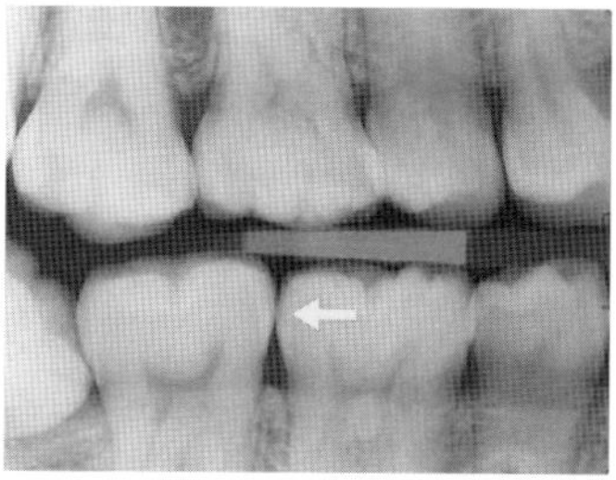
咬翼法エックス線写真
隣接面に齲蝕がみられる（矢印）．

D 打診

・ミラーの柄などで歯を軽く叩き，違和感や疼痛などを観察する．

・垂直打診は歯内疾患の，水平打診は歯周疾患の検査に有効である．
・コントロール（対照歯）の検査が必要である．
・歯内・歯周組織の状態に応じた打診音の変化も重要である．

CHECK! コントロール（対照歯）

・正常反応としての指標となる．
・“患者の感覚・反応”を基準とする場合は，健全・正常な状態の指標を検査ごとに定める必要がある．

E 動揺度検査

・ピンセットで歯を揺さぶり，歯周組織の状態を観察する．
・歯周疾患や外傷性咬合による歯根膜の炎症･骨欠損の状態を確認する．

F 透照診

・可視光照射（トランスイルミネーター）によって前歯の隣接面齲蝕や破折・亀裂を観察する．
・齲蝕のある部位はやや暗く明示される．

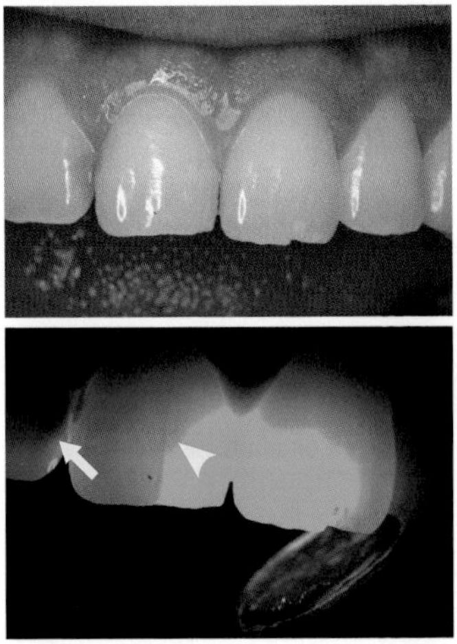

透照診
照射前（上）と照射中（下）．齲蝕（矢印）と亀裂（矢尻）がみられる．

G 温度診

・温度刺激による疼痛や違和感から，歯内疾患の状態を検査する．
・冷刺激には気化熱吸収型スプレー（エチルクロライドスプレー）や氷片，温刺激には加熱軟化したス

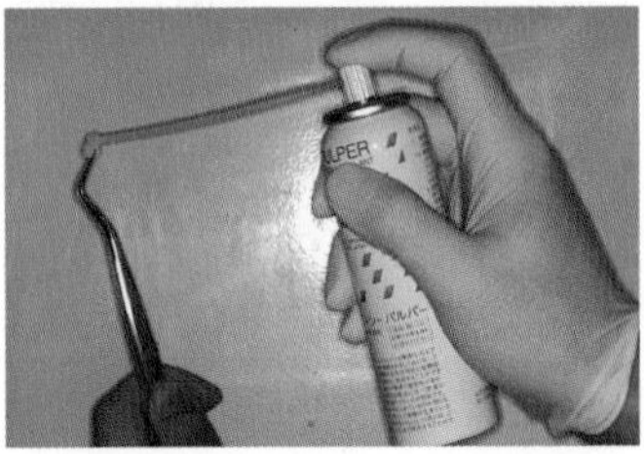

気化熱吸収型スプレー（エチルクロライドスプレー）

トッピングなどを用いる.

・コントロール（対照歯）の検査が必要である.

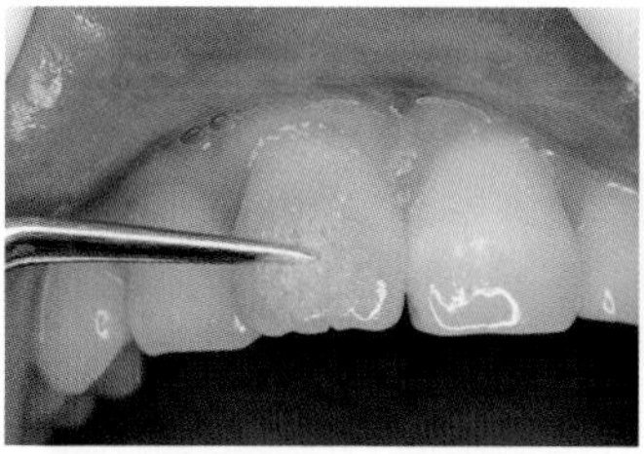

温度診（冷刺激）

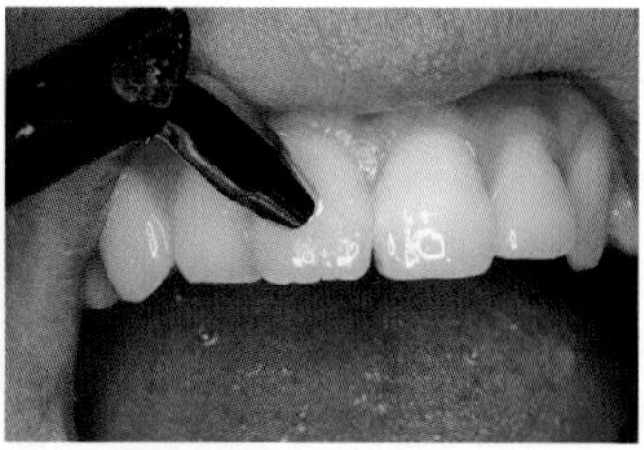

温度診（温刺激）

H インピーダンス測定

・齲窩の電気抵抗値を測定することで, 硬組織疾患の欠損程度を検査する.

・測定値は健全歯質が多いほど大きく, 齲窩が深くなるほど小さくなる.

600 kΩ 以上：健全～エナメル質初期齲蝕

250 ～ 600 kΩ：エナメル質齲蝕

250 kΩ 以下：象牙質齲蝕

15 kΩ 以下：露髄

I 歯髄電気診

・電気刺激による疼痛から, 歯髄の生死を検査する.

・コントロール（対照歯）の検査が必要である.

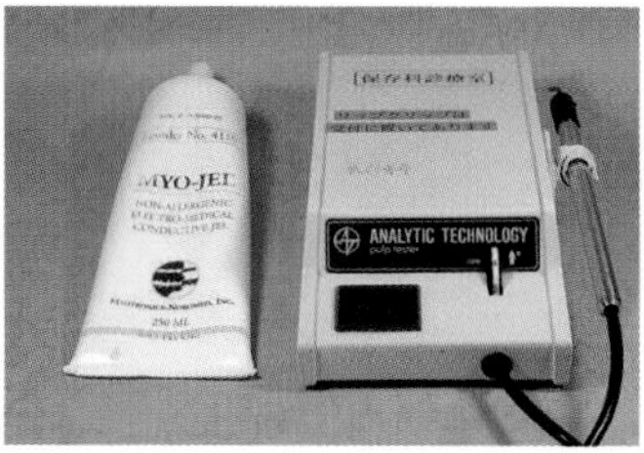

歯髄電気診断器

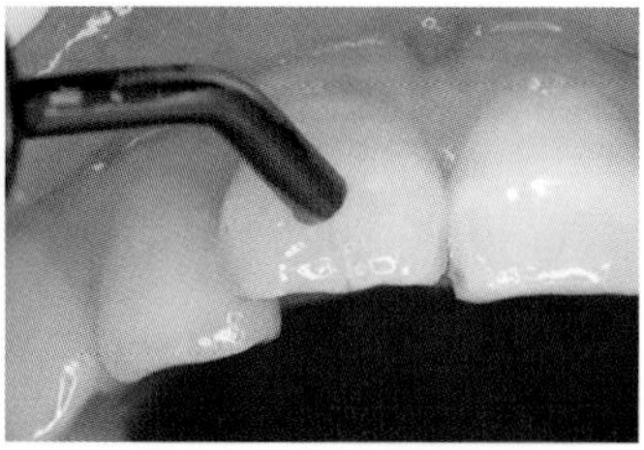

歯髄電気診

J レーザー蛍光法（レーザー齲蝕診断）

・赤色光（半導体レーザー：波長 655 nm）の照射によって齲蝕から生じる蛍光に基づき，齲蝕の有無・進行状況を検査する．

・平滑面・小窩裂溝部と隣接面とで異なる先端プローブを用いる．

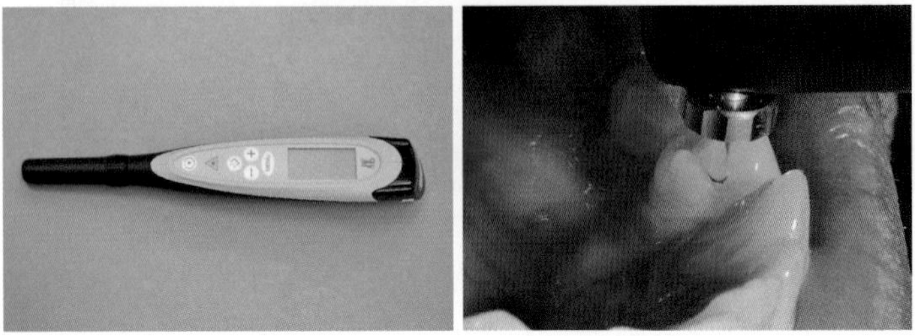

ダイアグノデント® ペンによるレーザー診

K 定量的可視光誘起蛍光法（QLF 法）

・青色光の照射によって歯から生じる蛍光に基づき，齲蝕の有無・進行状況を検査する．

・歯質中から失われたミネラル成分を数値化する．

L 光干渉断層画像診断法（OCT 法）

・近赤外光（赤外線レーザー：波長 1,310 nm）の照射によって表面断層を画像化して検査する．

・非侵襲性，同時性，高解像度といった利点があるが，観察範囲が深度 4 mm 程度で比較的狭いという欠点もある．

M 麻酔診

・疼痛の原因歯の特定が困難である場合，疑わしい歯に対して局所麻酔を行い，症状の変化を観察する．

N 切削診

・機械的切削に対する疼痛の有無によって，歯髄の生死を検査する．

・侵襲的，非可逆的検査法であるため積極的に行われることはまれである．

O 咬合検査

・早期接触，咬合干渉を検査する．

・咬合紙，ワックス，シリコーンゴム印象材などを用いる．

P 模型検査

・印象採得を経て製作した模型を用いて検査する．

・チェアサイドで視認が困難な部位や修復物の適合性の確認に用いる．

・治療計画立案時の資料としても有用である．

Q 齲蝕リスク検査

・齲蝕に対する罹患リスクを検査する．

・唾液中の齲蝕原因菌数，菌の酸産生能，唾液の量，緩衝能など，さまざまな項目が存在する．

Ⅲ．検査の特性

齲蝕の検査に際して正しい判定が行えるかどうかは「感度」と「特異度」が指標となる．

1）感度：$\frac{\text{真陽性}}{\text{真陽性}+\text{偽陰性}}$

正しく“齲蝕”と判定した数／真に齲蝕であったものの総数

高感度 ＝齲蝕罹患歯の多くが検査で陽性となる．

2）特異度：$\frac{\text{真陰性}}{\text{真陰性}+\text{偽陽性}}$

正しく“齲蝕ではない”と判定した数／真に齲蝕でなかったものの総数

高特異度 ＝齲蝕非罹患歯の多くが検査で陰性となる．

Chapter 7

齲蝕の治療

Check Point

・適切な齲蝕の治療を行うために，齲蝕治療計画の基本的事項を知り，齲蝕治療の実際について理解する．

Ⅰ．MI に基づく歯科保存治療

・MI（minimal intervention）とは「最小限の侵襲」の意味で，従来から行われてきた歯質削除中心の治療から，患者への侵襲を可能なかぎり避け，歯質保護を基本とする概念である．

・歯質接着技術や器材の発展に伴い，齲蝕に対する必要最小限の切削処置での修復が可能となった．

Ⅱ．エナメル質齲蝕に対する処置

A 再石灰化療法　よくでる

齲窩の形成されていない初期の齲蝕は，再石灰化（remineralization）によって健全な歯質に回復する可能性が確認されている．

再石灰化療法	プロフェッショナルケア	セルフケア
脱灰抑制処置	・PMTC＋専門的なフッ化物応用 ・PMTC＋重炭酸・フッ化物配合ペーストの使用 ・セルフケアのための口腔保健教育	・定期管理 ・口腔清掃 ・咀嚼の励行による刺激唾液の分泌促進 ・間食の制限 ・ショ糖摂取の制限 ・非発酵性糖質の利用
再石灰化促進処置	・PMTC＋専門的なフッ化物応用 ・PMTC＋重炭酸・フッ化物配合ペーストの使用 ・口腔乾燥症への人工唾液の処方	・定期管理 ・口腔清掃＋フッ化物配合歯磨剤 ・口腔清掃後のフッ化物洗口 ・再石灰化成分含有食品の利用 ・人工唾液の利用

「初期」を過ぎてしまったエナメル質齲蝕は，罹患歯質として除去の対象となる．

Ⅲ．象牙質齲蝕に対する処置

除去することが大前提！

A 感染象牙質の臨床的識別方法

1）硬さ

・経験則的に健全象牙質と比較して感染象牙質が軟らかいことはよく知られている．

・触診や形成時の手指の感覚によるので，客観性・再現性がない．

・急性齲蝕と慢性齲蝕では大きく異なる．

2）着色

・**急性齲蝕**：淡黄色，褐色に着色していることが多く，着色の程度が少ない．

➡着色だけを指標として感染歯質を識別するのは困難である．

・**慢性齲蝕**：細菌侵入の前縁のすぐ内側まで着色の前縁があり，着色部分をすべて削除してもよい．

・歯科用アマルガム修復歯では，成分の浸透による着色に注意する．

3）薬剤による染め分け

(1) ヨード剤（ヨードチンキなど）

・着色部と非着色部の色差が明瞭でない.

・短時間で脱色してしまう.

(2) フッ化ジアンミン銀（サホライド）

臨床的には根面齲蝕の進行抑制に利用！

・染色に時間がかかりすぎる ➡ 次回来院時に除去となってしまう.

・エナメル質亀裂なども染色される ➡ 審美的に前歯部には不適当

(3) 齲蝕検知液　よくでる

①1%アシッドレッドプロピレングリコール液

・齲蝕により象牙質中のコラーゲン線維が非可逆性に変性し，細菌侵入の認められる感染層（外層）と可逆性の変性にとどまる無菌層（内層）に染め分けることができる.

外層：齲蝕象牙質第一層，内層：齲蝕象牙質第二層

・本剤は不染状態まで削除すると，健全歯質の一部まで削除してしまう可能性があるため，淡いピンク染部は削除せずに保存する.

②1%アシッドレッドポリプロピレングリコール液

近年，より分子量の大きいポリプロピレングリコールを溶媒に用いて組織浸透性を抑えた検知液が開発された（染，不染に二分されて識別が容易）．本剤では不染状態になるまで罹患象牙質を除去する.

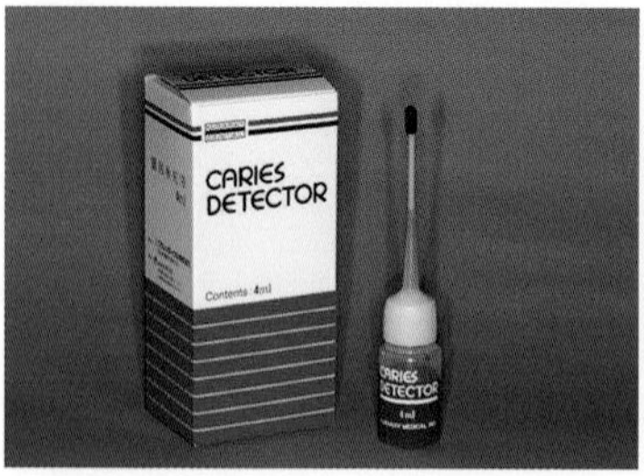

プロピレングリコール液を用いた齲蝕検知液（カリエスディテクター®）

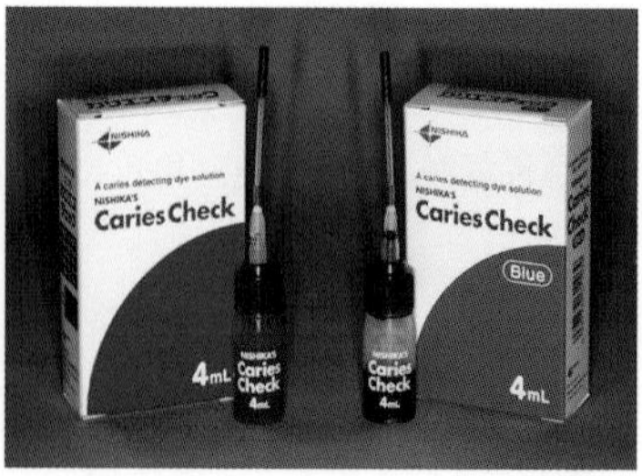

ポリプロピレングリコール液を用いた齲蝕検知液（カリエスチェック®）

CHECK! 齲蝕検知液の使用法

①唾液などの除去➡②滴下➡③ 10 秒間静置➡④水洗➡⑤乾燥➡⑥判別

濃染の場合は濃染部を切削除去した後に①〜⑥を繰り返す

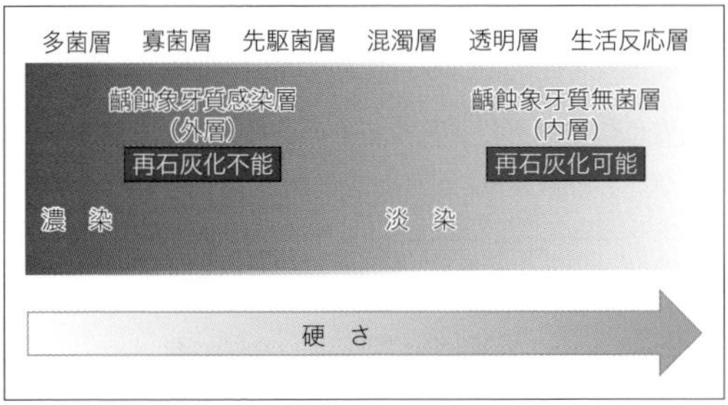

齲蝕象牙質の各層

4）術中の患者の痛み

・通常，齲蝕象牙質外層に痛覚はない．

・齲蝕象牙質内層は，透明象牙質の形成によって細管が封鎖され，刺激の伝達が遮断されている．

・修復（第三）象牙質の形成がみられる．

コラム：感染歯質除去時の局所麻酔について

局所麻酔は血管収縮薬の添加により歯髄の血流を滞らせるため，炎症があったり形成によって炎症が生じた場合には，その治癒の妨げになることがある．また，痛みがないので不必要な歯質削除の危険があり，血圧変動やアレルギー反応の危惧もある．そのため，積極的に最初からルーティンとして行うべきではない．

Chapter 8
非齲蝕性硬組織疾患の治療

Check Point

・適切な非齲蝕性硬組織疾患の治療を行うために，それらの疾患に対する処置法や用いる器材について理解する．

Ⅰ．Tooth wear（歯の損耗）の治療

Tooth wear（歯の損耗）は，齲蝕以外の要因で実質欠損を生じた疾患である．

A 摩耗症の治療

・ブラッシング指導
・口腔悪習癖の改善
・咬合調整，歯冠形態修正による咬合負担の軽減，スプリント療法
・習慣的，職業的要因の改善
・口腔の機能，形態，外観の回復欠損部への接着修復
・象牙質知覚過敏処置

B アブフラクションの治療

・ブラッシング指導
・ブラキシズムなどの口腔悪習癖の改善
・咬合調整，歯冠形態修正による咬合負担の軽減
・口腔の機能，形態，外観の回復欠損部への接着修復
・象牙質知覚過敏処置

C 咬耗症の治療

・診断は視診あるいは研究用模型を用いて行う.

・鋭縁部，鋸歯状部は歯冠形態修正あるいは接着修復を行う.

・咬合高径の低下による障害が存在する場合は，修復により回復させる.

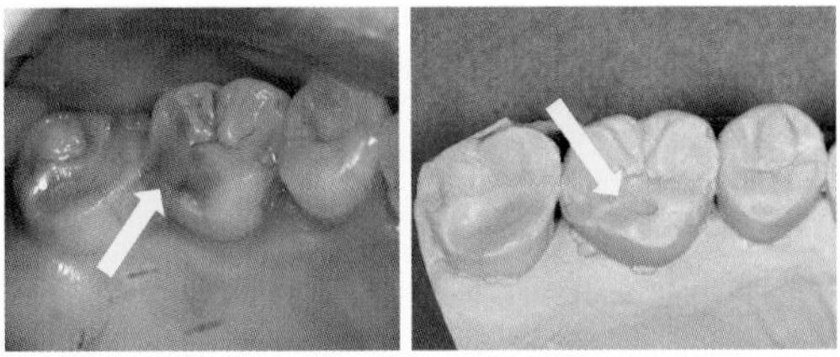

咬耗症
口腔内写真（左）と
研究用模型（右）

D 侵蝕症（酸蝕症）の治療

・職業環境管理：酸の影響を取り除く.

・口腔の機能，形態，外観の回復欠損部への接着修復：審美的な接着性修復材で歯冠修復，欠損が広範囲ならベニア修復も適応

・食生活指導

・象牙質知覚過敏処置

Ⅱ．象牙質知覚過敏症の治療

象牙質知覚過敏症の処置方針

1. 初期治療による再石灰化促進
2. 象牙細管開口部の積極的な閉鎖
3. 歯髄知覚神経の鈍麻と炎症症状の軽減
4. 形成と修復による方法（機械的封鎖と咬合調整）
5. 抜髄

A 初期治療による再石灰化促進 よくでる

・口腔衛生指導，知覚過敏用歯磨剤の使用

・適切なプラークコントロールにより，象牙細管開口部が唾液中の無機質によって閉鎖されることを目的とする.

B 象牙細管開口部の積極的な閉鎖

薬剤あるいは材料により，開口した象牙細管の閉鎖を試みる．

1）薬液塗布法

フッ化ナトリウム，塩化ストロンチウム，カリウム塩，シュウ酸塩，乳酸アルミニウム，グルタールアルデヒド（グルタラール），パラホルムアルデヒド製剤，フッ化ジアンミン銀などを含有した薬剤を塗布したり，歯磨剤を適用する．

2）イオン導入法

・直流の電流を使って薬剤を浸透させる方法である．

・塩化亜鉛やフッ化ナトリウム溶液を用いる．

3）材料による方法 よくでる

(1) レジンコーティング法

レジン系コーティング材またはレジン接着システムを応用し，“高分子皮膜”として樹脂含浸層の形成と象牙細管封鎖を行う方法である．

(2) 流動性をよくしたグラスアイオノマーセメント泥を塗布する方法

(3) バーニッシュを塗布する方法

C 歯髄知覚神経の鈍麻と炎症症状の軽減

・過敏となった知覚神経の鈍麻や知覚過敏症状に伴う炎症症状の緩和を目的とする．

・低出力歯科用レーザー（ソフトレーザー）を象牙質露出面や根尖相当部歯肉に照射する方法がある．

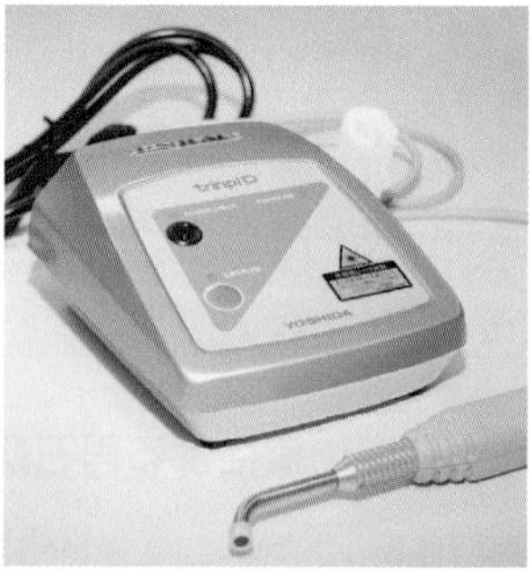

低出力歯科用レーザー
(半導体による赤外線レーザー)

D 形成と修復による方法（機械的封鎖と咬合調整）

・不正な咬合状態が原因の場合，咬合調整を行うことで症状が消退することがある．

・咬合調整で改善されない場合に，積極的に窩洞形成して修復をすることもある．

E 抜髄

A ～ D のいずれの方法でも改善されない場合，やむを得ず抜髄処置を行うことがある．

Ⅲ．変色歯の治療

・広義のホワイトニングとは，クリーニング（PMTC を含む），漂白法（ブリーチング），マニキュア，コンポジットレジン修復，ベニア修復などの修復処置，補綴処置などを含む“歯を白くする処置の総称”を指す．

・狭義のホワイトニングとは，漂白法（ブリーチング）を指す．

A 漂白法の分類

1）患歯の生死による分類

(1) 失活歯（無髄歯）の漂白

・ウォーキングブリーチ法：髄腔内から処置を行う．

・オフィスブリーチング：エナメル質表面から処置を行う．

(2) 生活歯（有髄歯）の漂白

バイタルブリーチング：エナメル質表面から処置を行う．

2）処置を行う場所による分類

・オフィスブリーチング：術者が診療室で行う処置

・ホームブリーチング：歯科医師の処方と指導の下で患者自身が家庭で行う処置

コラム：歯のマニキュア

歯を切削することなくコンポジットレジンをベースとしたペーストを歯面にコーティングする方法で，即日で処置を終えることが可能である．コンポジットレジンや金属の上にも，接着性プライマーを塗布にすることによりコーティングができる．元に戻したいときは容易に除去が可能である．長期耐久性は有さず，暫間的応用に限られるが，白い歯の疑似体験，モチベーションアップにも使用される．

B 歯科用漂白剤

1）過酸化水素水（H_2O_2）

・強い刺激があるが毒性は少ない．

・一般に 30 ～ 35％の高濃度で用いられる．

・皮膚や粘膜に触れさせないための保護が必要

➡ラバーダムによる的確な防湿，専用保護材による歯肉保護

2）過ホウ酸ナトリウム（$NaBO_3$・$4H_2O$）

・通常，高濃度過酸化水素水と混合して用いられる．

・溶解直後の 2% 溶液は 4% 過酸化水素水と同様の作用があるとされる．

3）過酸化尿素（$CO(NH_2)$）

・過酸化水素と尿素が弱く結合しており，唾液の水分により分解される．

・10％過酸化尿素は 3％過酸化水素水と同様の作用があるとされる．

4）二酸化チタン（TiO_2）

低濃度（3.5%）過酸化水素水に対する光触媒として用いられている．

C 漂白のメカニズム

・歯の着色物質には高分子有機質が多い．

・過酸化水素の分解➡ラジカルの発生➡有機性着色物質を酸化・分解

➡低分子無着色物質となる

・金属などの無機性着色物質には無効である．

・過酸化水素水の効率的分解のために光や熱，触媒などを使用する．

D 漂白前処置

・徹底的な PMTC，ブラッシング指導➡ステインが原因の場合も多い.

・変色の原因の検査，診断

・症例に対する適切な漂白法の選択

・漂白法の利点，欠点，審美性改善のための他の方法などを十分に説明

・インフォームド・コンセントの獲得

E 漂白法の実際

1）ウォーキングブリーチ法

・失活歯で根管充塡を行った歯が適応となる.

・30% 以上の高濃度過酸化水素水と過ホウ酸ナトリウムを混和し，髄腔内に塡塞，その後厳密に仮封する.

・漂白効果が不十分なときは，数日おきに数回繰り返す.

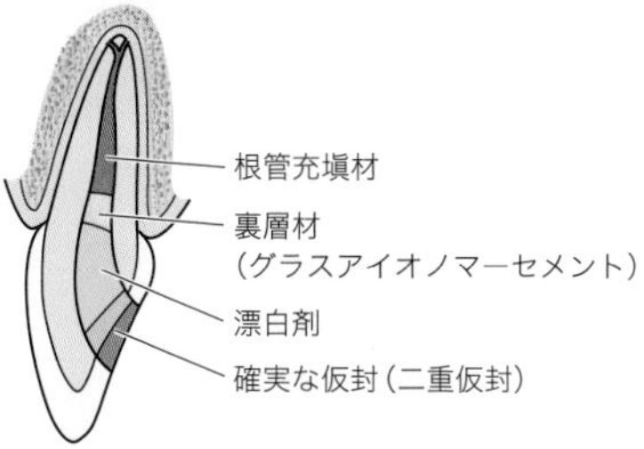

（1）手順

①軟組織の保護

・ワセリンなどを周囲歯肉に塗布して保護

・ラバーダム法は必須

②髄腔の拡大

・漂白剤塡塞スペースの確保，感染象牙質など濃染部を除去

・特に髄角部の歯髄残余物質を確実に除去

③根管口部の処置

・根管口部より 2～3 mm の位置まで根管充塡材を除去

・グラスアイオノマーセメントなどで溢出防止のため裏層

④漂白剤の混和

過酸化水素水と過ホウ酸ナトリウムをガラス練板上で混和

⑤漂白剤の填塞

エキスカベーターなどを用いて混和物を髄腔内に填塞

⑥仮封

・水硬性セメントとポリカルボキシレートセメントなどで二重仮封

・次回の来院は約1週間後とし，目標の色調まで何回か繰り返す．

⑦漂白後の処置

漂白後の色調に適合するコンポジットレジンで修復

2）オフィスブリーチング

・生活歯，失活歯ともに適応できる．

・歯の表面から漂白剤を作用させる．

・事前に軟組織，周囲組織，顔面を保護する．

（1）高濃度過酸化水素水＋光／熱

歯冠部に塗布，専用光照射器，レーザーなどにより反応を促進させる．

（2）低濃度（3.5%）過酸化水素水＋二酸化チタン＋光

二酸化チタンの光触媒機能により反応させる．

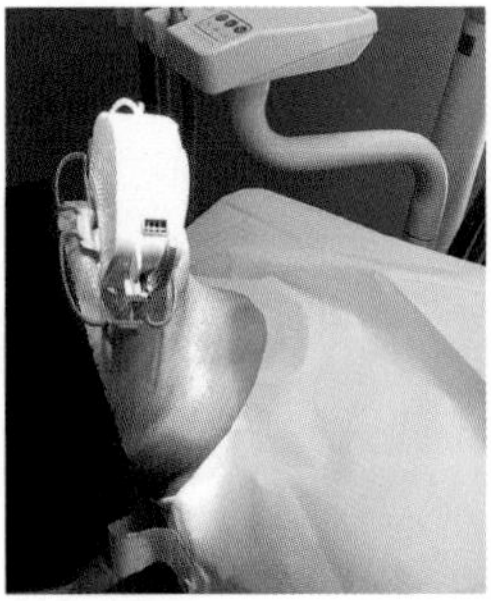

オフィスブリーチング
（LEDを用いた専用照射器）

3）ホームブリーチング

生活歯，失活歯ともに適応できる．

（1）歯科医師側の術式

①印象採得，カスタムトレー製作用模型の調整

②カスタムトレー製作：EVAシートなどのプラスチック材料で製作

③カスタムトレーの試適

④指導：カスタムトレーと漂白剤を渡し，処置方法について指導する．知覚過敏の発現や歯肉の異常など問題が生じたときには処置を中止して歯科医師の指示を仰ぐように指導する．

(2) 患者側の術式

①漂白剤のカスタムトレーへの填入

②口腔内への装着：1日2時間程度トレーを装着

③効果の確認：1週間ごとに漂白効果，知覚過敏の有無，歯肉の異常などについて確認する．

④希望の漂白効果が得られるまで処置を継続する．

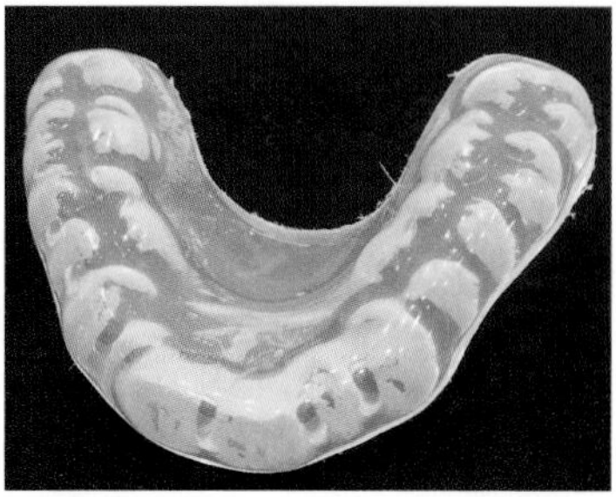

カスタムトレー

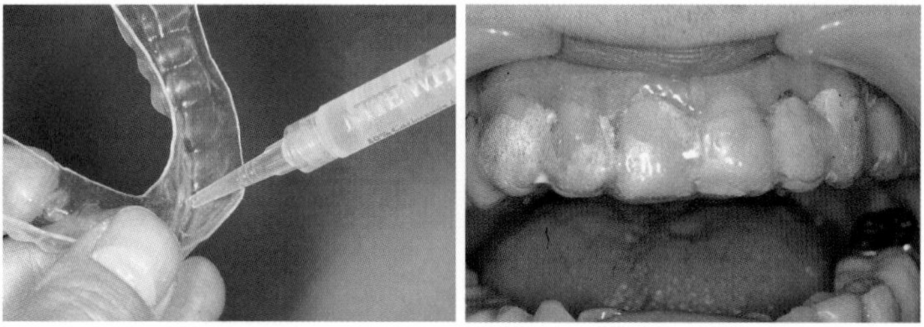

漂白剤を填入し，カスタムトレーを装着

4) 漂白法の予後

・嗜好品の制限：術後24～48時間の喫煙，ワイン，コーヒーなどの着色性飲食物を避ける

・不快症状：特に象牙質知覚過敏が生じる可能性がある．

➡フッ化物応用など象牙質知覚過敏処置により対応

・経時的な色調の後戻り：定期検診が必要

・外部吸収：特にウォーキングブリーチ後に起こりうる．

Ⅳ．歯の破折

歯種および破折部位によって対応が異なる．重症の場合，歯槽骨骨折，顎骨骨折を併発していることもある．

A 原因

外傷，咬合力，歯の形状，歯科治療の有無と内容（生活歯か失活歯か），加齢などが複雑に関与する．

失活歯は破折頻度が高い．特にポスト直下の歯根部

1）前歯

打撲などの外力：活動的な小児など若年者に多い．

2）臼歯

咬合力：中高年者に多い．

B 分類

1）状態による分類

・単純破折，複雑破折

・不完全破折，完全破折

2）部位による分類

歯冠破折，歯根破折，歯冠-歯根破折

3）破折線

垂直破折，水平破折，斜走破折など

C 破折歯の検査

歯の脱臼や陥没を伴うことが多い．外傷では，頭頸部や全身状態に注意する．

➡歯の動揺，歯周ポケット，エックス線検査が有効な場合もある．

1）歯髄電気診

受傷直後は信頼性が低い．数か月にわたって経過観察し，確定する必要がある．

2）透照診

光照射器を使用し，エナメル質破折の検査を行う．

3）染色液，歯科用マイクロスコープ（歯科用実体顕微鏡）

破折線の検査にも有効である．

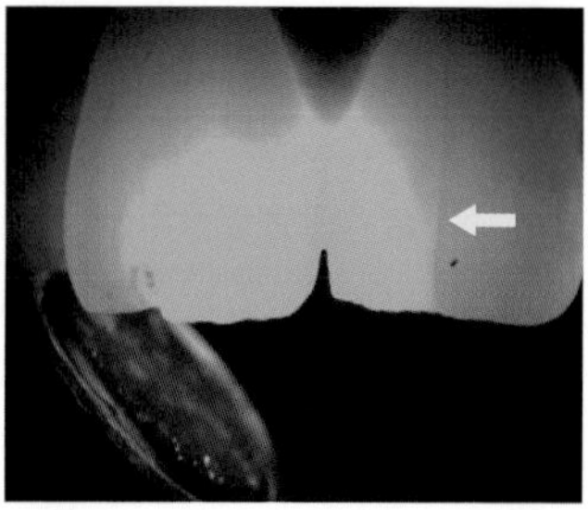

透照診
亀裂がみられる（矢印）．

D 前歯の破折と処置法

1）歯冠破折

(1) エナメル質の亀裂

・軽度：経過観察

・重度（深達性）：ボンディング材によるレジンインプレグネーションテクニック（→ p.96 参照），コンポジットレジン修復

(2) エナメル質内限局破折

・軽度：形態修正

・審美性の問題：コンポジットレジン修復

(3) 露髄のない象牙質波及症例

破折片の保存の可否などによってコンポジットレジン修復，ベニア修復，破折片再接着

(4) 露髄した歯冠破折

・歯髄・歯周組織疾患の併発

・①歯髄処置（直接覆髄，生活歯髄切断，抜髄），②修復処置，の２段階

2）歯冠-歯根破折

救急処置として，患歯の整復固定と歯髄処置を行い，数週間経過観察を行う．

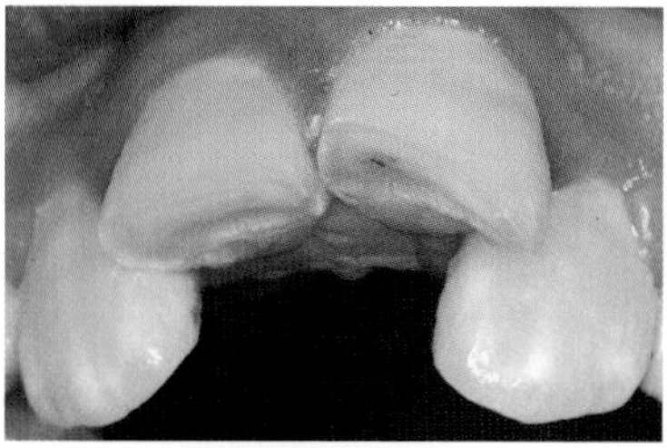

外傷による前歯部破折
1| は象牙質露出，|1 は露髄している．

(1) 軽度（深達度が低い）

破折面を外科的に露出し，修復処置を行う．

(2) 中等度（深達度が中庸）（臨床的に歯冠側 1/3 程度の歯根破折）

残存歯根を矯正的または外科的に挺出の後，修復処置を行う．

(3) 重度（深達度が高い）（臨床的に歯冠側 1/3 以上の歯根破折，長軸方向の破折）

抜歯となる場合が多い．

3）歯根破折

(1) 歯肉辺縁部での破折

- 歯冠部があれば利用する．歯内療法➡歯肉切除➡歯冠部と破折片を接着修復
- 歯冠側破折片がなければ，歯内療法➡補綴処置，歯根挺出を行う場合もある．

(2) 深部での破折

整復固定して経過観察し，その後状況に応じて歯内療法を行う．

E 臼歯の破折と処置法

1）不完全破折

(1) 軽度（歯内療法不要の症例）

コンポジットレジンや外側性鋳造修復により歯質保護を行う．

(2) 重度（歯内療法を行う症例）

全部被覆冠の適応となる．

2）完全破折

- 最大かつ骨植の良好な破折片を保存して修復する．
- 各破折片を口腔内で接着する．または破折歯根を抜去し，口腔外で破折片と接着し再植する．
- 抜歯し，補綴処置（インプラント含む），歯の自家移植などを行う．

Chapter 9

硬組織の切削

Check Point

・適切かつ効率的な切削を行うために，歯の切削に用いる器具・器械およびそれらの用法について理解する．

Ⅰ．手用切削器具

最も古典的な切削器具である．現在はスプーンエキスカベーター（軟化象牙質の除去）以外，用いられることは少ない．

Ⅱ．回転切削器械・器具

電気・空気などの動力によって刃部を回転させ，切削を行う．

回転切削器械の種類

項　目	エアタービン	マイクロモーター	増速型マイクロモーター
動力	圧縮空気	モーター（電力）	モーター（電力）
回転数（rpm）	350,000 ～ 500,000	100 ～ 40,000	100,000 ～ 200,000
トルク	小	大	大
逆回転	不可	可	可
回転数調節	不可	可	可
把持部形態	フリクショングリップ（FG）	コントラアングル（CA） ストレートハンドピース（HP）	フリクショングリップ（FG）

A 回転速度と切削力

・切削力（切削効率）は回転速度に比例する．

・硬度や靱性の高いものを切削する際は刃部に切削圧が加わるため，トルクの大きさが重要となる．

B 回転切削器具

・装着する器械によって把柄部の形態が異なり，以下の3種に大別される．

①マイクロモーター➡ストレートハンドピース（HP）

②マイクロモーター➡コントラアングル（CA）

③エアタービン，増速型マイクロモーター➡フリクショングリップ（FG）

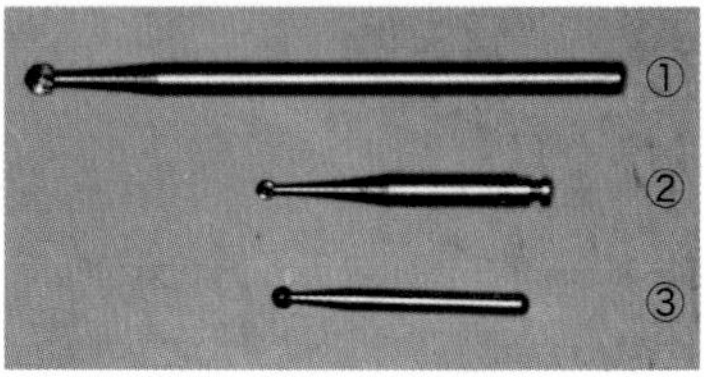

回転切削器具の把柄部形態による違い

・頭部の材質，装着方法，全長，頭部の形状，頭部の最大直径からISO規格として分類される．

CHECK!

増速型マイクロモーターに対応する回転切削器具は，コントラアングル用（CA）ではなく，エアタービン用（FG）である．

1）スチールバーの種類と用途

鋼を基材とし，主に低速切削で用いられる．

(1) デンテイトバー（鋸歯状バー）

齲窩の開拡，側壁・隅角の形成に用いる．

(2) エキスカベーティングバー

齲蝕象牙質の除去，窩底・側壁の形成，ショルダー形成に用いる．

(3) テーパードフィッシャーバー（尖形裂溝状バー）

溝の形成，窩壁の仕上げに用いる．

(4) インレーバー

箱形窩洞の形成に用いる．

(5) ドリル

ピン孔の形成に用いる．

(6) 仕上げバー

金属修復物の仕上げに用いる．

(7) バーニッシャー

金属修復物の辺縁のすり合わせに用いる．

2) カーバイドバー

・炭素鋼およびコバルトを基材とし，主に高速切削で用いられる．

・スチールバーと同様にさまざまな形態がある．

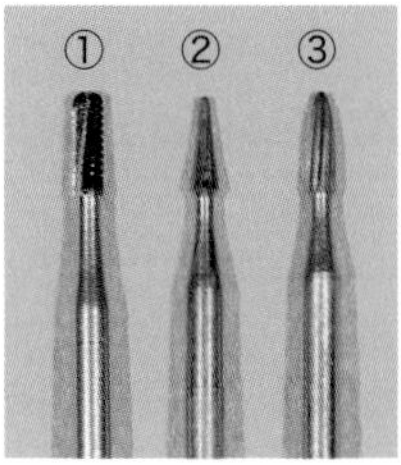

カーバイドバー
①金属・歯質等切削用
②修復物仕上げ用（テーパー型）
③修復物仕上げ用（砲弾型）

3) ポイント

・金属軸に鉱物粉末などを固着・整形した器具である．

・低速切削用，高速切削用ともに多種類の材質・形状がある．

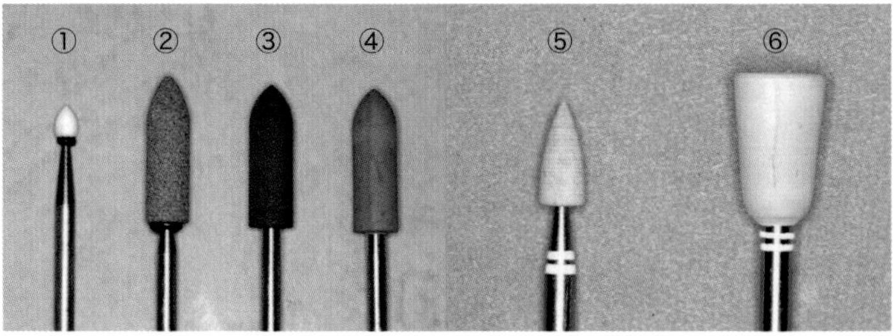

ポイント
①ホワイトポイント，②カーボランダムポイント，③シリコーンポイント（金属用・細粒），④シリコーンポイント（金属用・微粒），⑤シリコーンポイント（CR 用・砲弾状），⑥シリコーンポイント（CR 用・杯状）

(1) ダイヤモンドポイント：ダイヤモンド粉末

硬組織の切削，修復物の形態調整に用いる．

(2) ホワイトポイント：アルミナ粉末

修復物の形態調整・研磨に用いる．

(3) カーボランダムポイント：炭化ケイ素粉末・長石粉末

修復物の形態調整・研磨に用いる．

(4) シリコーンポイント：アルミナ・炭化ケイ素微粉末

修復物の形態調整・研磨に用いる．

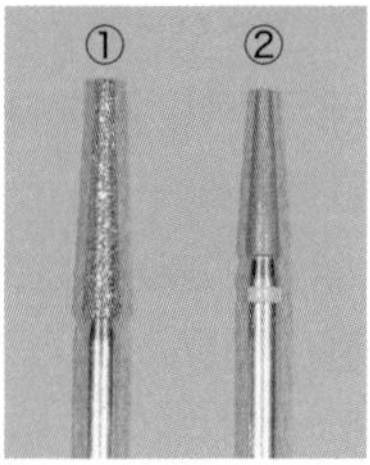

ダイヤモンドポイント
①レギュラータイプ
②ファインタイプ

4) その他の回転切削器具

ディスクやホイールなどがある．

Ⅲ．非回転切削器械

A レーザー

・組織活性化に用いる低出力歯科用レーザー（ソフトレーザー）と，歯質切削を含む組織除去に用いる高出力歯科用レーザー（ハードレーザー）がある．

・レーザーによる歯質切削は音，振動，疼痛が少ない．

・精密な窩洞形成は困難である．

主に直接法で修復

1) Er:YAG レーザー：波長 2.94 μm

・表面吸収型で，水への吸収が特に高い．

・歯質表層水分の微小爆発によって切削し，スミヤー層を形成しない．

・近似した性質・特徴をもつレーザーに Er, Cr:YSGG レーザー（波長 2.78 μm）がある．

2) CO_2 レーザー：波長 10.6 μm

・表面吸収型である．

・熱作用が大きく，歯質を炭化させ，手用切削器具を用いた除去の補助となる．

3）Nd:YAG レーザー：波長 1.06 μm

・組織深達型で，黒色色素への吸収が特に高い．

・歯質蒸散は可能だが，歯髄への影響が大きな懸念となるため軟組織への応用が主となる．

B エアブレーシブ

・アルミナ微粉末を圧縮空気により噴射し，歯を摩滅させて切削する．

・音，振動，発熱，疼痛が少なく，スミヤー層を形成しない．

・精密な窩洞形成は困難である．

主に直接法で修復

C 音波切削

・ダイヤモンド粉末をコーティングした専用チップを音波振動させ，切削する．

・適切なチップ選択によって，隣在歯の誤切削を防ぐことができる．

D 化学–機械的齲蝕除去

・薬液により齲蝕象牙質を軟化し，手用切削器具で除去する．

・次亜塩素酸ナトリウムと 3 種アミノ酸の混合物を用いる．

・音，振動，発熱がなく，疼痛が少ない．

・エナメル質の切削除去は行えない．

Chapter 10 窩 洞

Check Point

・適切な修復を実施するために，窩洞の分類，構成，各部の名称について理解する．
・確実な窩洞形成を行うために，窩洞が具備すべき6つの要件や目的について理解する．

Ⅰ．窩洞の分類

A 形態による分類

1）内側性窩洞

歯質の内側を削除し，修復物が歯質に囲まれる窩洞

2）外側性窩洞（被覆形窩洞）

歯質の外側を削除し，修復物が歯質を囲む窩洞

B 歯質組織による分類

ex）エナメル質窩洞，象牙質窩洞など

C 歯面の数による分類

1）単純窩洞

窩洞が1つの歯面に限局している窩洞．1面窩洞ともよばれる．

ex）咬合面窩洞など

2）複雑窩洞

窩洞が2つ以上の歯面にまたがる窩洞の総称．その数によって2～5面窩洞ともよばれる．

ex）頬面咬合面窩洞など

D 歯面の名称による分類

ex）唇面窩洞，頬面窩洞，舌面窩洞，近心面窩洞，隣接面窩洞，咬合面窩洞，切端窩洞，歯頸部窩洞など

CHECK! 歯軸面窩洞

歯軸面，すなわち頬・唇・舌・隣接面に存在する窩洞の総称．
ex）唇面窩洞，頬面窩洞，舌面窩洞，隣接面窩洞，歯頸部窩洞など

E 歯面の解剖学的形態による分類

ex）小窩裂溝窩洞，平滑面窩洞など

F 修復材料による分類

ex）インレー窩洞，コンポジットレジン窩洞など

G Black の窩洞分類 よくでる

分類	特徴
1 級窩洞 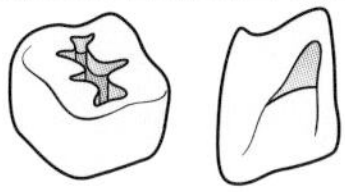	小窩裂溝における窩洞で，臼歯の咬合面，頬側面・舌側面における咬合面側 2/3，および前歯の舌側面小窩に存在する窩洞
2 級窩洞 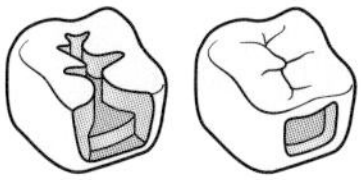	臼歯の隣接面における窩洞
3 級窩洞 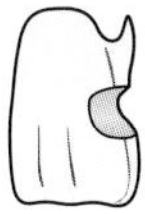	前歯の隣接面にあって切縁隅角を含まない窩洞
4 級窩洞 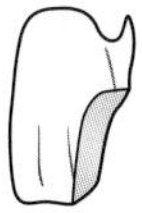	前歯の隣接面にあって切縁隅角を含む窩洞
5 級窩洞 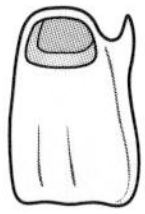	歯冠の唇側面，頬側面，および舌側面の歯頸側 1/3 における窩洞

コラム：Davis の 6 級窩洞

臼歯の咬合面や前歯の切縁部において，咬耗や外傷などによって生じた欠損を修復するための窩洞である．

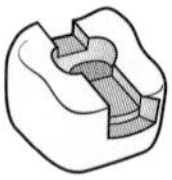

Ⅱ．窩洞の構成と各部分の名称

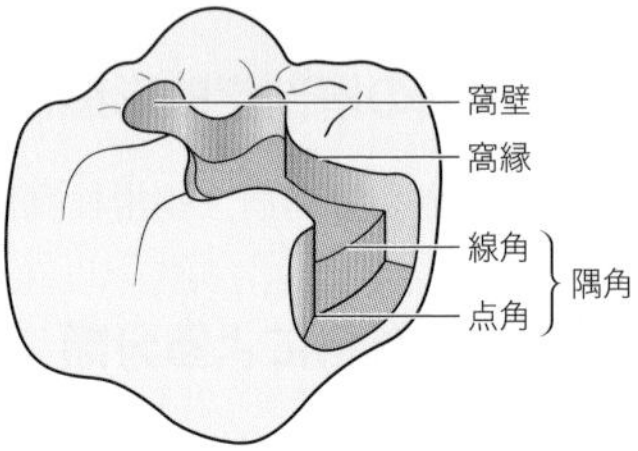

窩洞は，窩壁，窩縁，隅角によって構成されている．

1）窩壁

形成によって生じる窩洞の内部または外部の壁面

2）窩縁

窩洞形成によって生じる窩壁と残存歯質との接合部

3）隅角

窩洞形成によって生じる凹状または凸状の部．線角と点角がある．

（1）線角

2 つの窩壁が連接することによって生じる線状の隅角

（2）点角

3 つの窩壁が接合することによって生じる点状の隅角

Ⅲ．窩洞が具備すべき要件

CHECK!

①適正な窩洞外形を有すること
②適正な保持形態を有すること
③十分な抵抗形態を有すること
④必要な便宜形態を有すること
⑤適正な窩縁形態を有すること
⑥窩洞は無菌的であること

A 窩洞外形

窩洞の外縁を連ねたものをいい，その形態をなす線を外形線とよぶ．

1）窩洞外形を規定する因子 よくでる

（1）疾患の位置および範囲

咬合面齲蝕では，齲蝕円錐に基づく特有な進行状況によってエナメル象牙境で側方に広がり，窩洞外形は外観より大きくなる．

（2）遊離エナメル質

非接着性修復では除去するが，接着性コンポジットレジン修復では，その基底部を接着性レジンの裏打ちによって強化できるため，遊離エナメル質を残す場合がある．

（3）予防拡大

非接着性修復では，辺縁性二次齲蝕の発生を防止するため，外形線が不潔域内にとどまる場合には，健全歯質を削除し，自浄域まで拡大する．接着性修復では，病巣部のみの削除とする．

（4）咬頭隆線の保存

咬頭隆線は最も強固な部分かつ自浄域にあることから保存する．

（5）円滑な曲線

適合性の向上，窩縁歯質や修復物辺縁の小破折を防ぐ．

（6）審美性の配慮

外観に触れない窩洞外形とする．

（7）咬合関係に対する配慮

対合歯の咬頭頂や切縁が接触しない窩洞外形とする．

B 保持形態

修復物が窩洞から脱落しないよう，窩洞に設定する形態

1）修復物脱落の因子

（1）直接因子

咬合圧，食物の粘着力，外力

（2）間接因子

二次齲蝕，歯質・修復物の破壊，合着材の溶解，隣接歯による支持喪失，不適切な保持形態付与

2）修復物保持の原理

（1）窩洞形態（効力）による保持

①安定形態（効力）：修復物が窩洞から転覆・滑落しないよう，窩洞に設定する形態

基本的形態：外力に対して垂直な底面と平行な窩壁をもった箱形とする．

②把持形態（効力）：修復物が窩洞から脱出しないよう，相対する2つの窩壁の摩擦によって防止をはかるために窩洞に設定する形態

基本的形態：相対する壁を可及的に平行にする．

③拘止形態（効力）：修復物が窩洞の開放側へ脱出しないよう，窩洞に設定する形態

基本的形態：開放角より窩洞の内側を大きくし，脱出力に対する歯質の引っかかりを付与する（垂直性・水平性形態がある）．

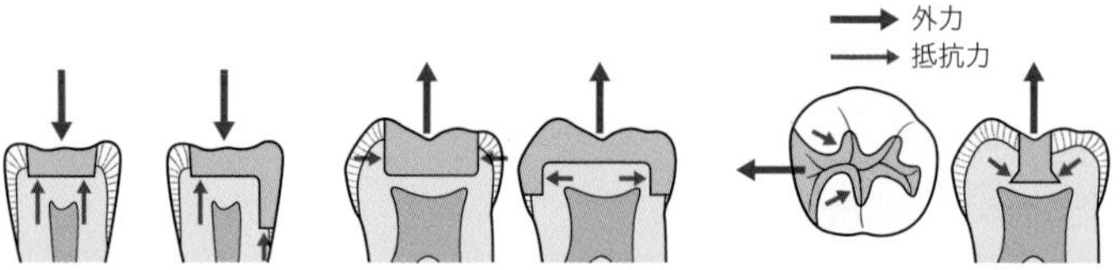

① 安定形態（効力）　② 把持形態（効力）　③ 拘止形態（効力）

（2）合着材による保持

①化学的因子（接着効力）

②物理的因子（嵌合効力）

3）窩洞の保持形態

（1）基本的保持形態

①箱形：安定効力，把持効力あり

②内開き形：安定効力，把持効力，拘止効力あり

③外開き形：安定効力，把持効力あり

（2）補助的保持形態

①階段：窩壁面と隅角の数の増加に基づく安定効力の増大

②鳩尾形：側方脱出力への拘止形態

③溝：側方脱出力への拘止形態

④穿下（添窩ともいう）：側方・垂直脱出力への拘止形態〈象牙質に付与〉

⑤小窩：側方脱出力への拘止形態〈象牙質に付与〉

⑥ピン：側方・垂直脱出力への拘止形態〈象牙質に付与〉

⑦ポスト：失活歯の広範囲欠損症例に有効

⑧被覆把持形態：外側性窩洞に有効

（3）歯面処理による保持

C 抵抗形態

修復操作中あるいは修復後に加わる外力によって，歯質または修復物が亀裂，破折，変形，破壊，脱落しないよう，窩洞に設定する形態

CHECK!

抵抗形態には，歯質に対する抵抗形態と修復物に対する抵抗形態がある．

1）残存歯質の脆弱化防止を目的とした抵抗形態

・窩洞の拡大を最小限にする．

・窩洞を厚い健全象牙質で囲む．

・遊離エナメル質を残さない．

・窩底は平滑に，窩壁の内開き，外開きは過度にしない．

・咬頭隆線はできるだけ残す．

・切縁や咬頭が薄い場合や無髄歯では切縁や咬頭を被覆する．

・窩縁の保護をはかる．

2）修復物の脆弱化防止を目的とした抵抗形態

・修復物が脆弱にならないように厚さと形に留意する.

・凸隅角を整理する.

・辺縁に厚みをもたせる.

コンポジットレジン修復窩洞窩縁部のバットジョイント（ノンベベル）やラウンドベベル

D 便宜形態

窩洞形成あるいは修復操作に際し，その技術的必要性のために窩壁に設定する形態

①診断や治療のための歯質切削

②インレー窩洞

・窩洞の外開き

・ワックスパターンを取り出す方向への開放

・凹凸面および隅角の整理

③直接金修復窩洞

起始点の付与

コンポジットレジンインレーおよびセラミックインレー窩洞では，抵抗形態にもなることに注意！

E 窩縁形態

窩洞形成によって生じた窩洞外縁の形態

①窩縁隅角（窩洞歯面隅角）

②窩縁斜面

③斜面隅角

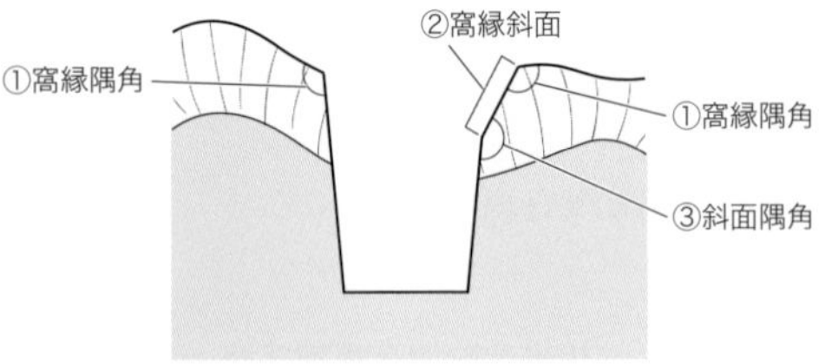

CHECK! 窩縁形態付与の目的

・窩縁歯質の保護
・修復物辺縁の破折防止
・辺縁封鎖性の向上
・鋳造収縮の補正
・歯質接着性の向上

CHECK! 窩縁斜面付与の目的

・エナメル質窩縁の保護
・圧接による辺縁封鎖の向上
・インレー体の収縮補正
・インレー体の浮き上がり補正
・エッチングの効果増大

F 窩洞の清掃

1）微生物への配慮

・齲蝕の再発を防ぐために重要
・可及的な無菌的操作の励行
・抗菌薬やフッ化物などの窩洞への塗布

2）歯質接着性向上への配慮

修復材，合着材の象牙質接着性阻害因子であるスミヤー層を，酸処理材，酸性プライマー，EDTA で除去する．

Chapter 11
歯髄保護法

Check Point

・低侵襲性の修復をはかるために，修復時の歯髄障害とその要因を認識し，修復システムと歯髄保護について理解する．

Ⅰ．象牙質・歯髄複合体の保護の目的

・外来刺激は象牙細管を通じて歯髄へ到達する．
・歯髄への外来刺激を遮断するための対策を象牙質にも施すことで修復治療を成功に導く．

Ⅱ．歯髄傷害の原因

A 歯の切削

1）歯の切削に伴う傷害

(1) エナメル質への傷害

高速切削により，窩縁に亀裂が発生する．

(2) 象牙質への傷害

・切削により，象牙質表層数 μm でコラーゲン線維の変性層が形成される．
・象牙質表面にスミヤー層が形成される．
・象牙細管内の象牙芽細胞突起が切断される．
・象牙芽細胞の配列の乱れ，象牙芽細胞突起の吸引が生じる．

(3) 歯髄への傷害

一定以上の刺激により炎症性細胞浸潤などが生じる．

CHECK! スミヤー層

- 厚さ数 μm で，切削表面に付着した細菌を含む微細な削片の層状付着物である.
- 象牙細管開口部には，切削片が押し込まれたスミヤープラグ（デンティナルプラグ）が形成される.
- スミヤー層の除去：EDTA 0.2％溶液，酸処理材（オキシドールやアルコール，水洗では除去不可）

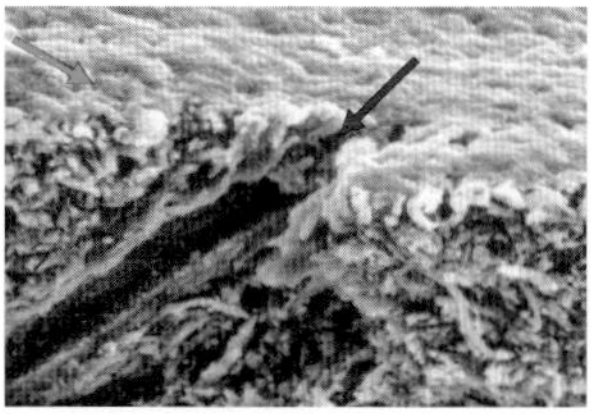

スミヤー層（青）と
スミヤープラグ（赤）

2）切削による歯髄傷害に影響を及ぼす因子

窩底象牙質の厚さ（窩底～歯髄腔間の距離）	0.1 mm 以上 1.0 mm 未満	＞	1.0 mm 以上 2.0 mm 程度
切削時の発熱	空冷	＞	噴霧（注水）冷却
切削装置の回転数	低速回転 (4,000 rpm)	＞	高速回転 (300,000 rpm)
切削圧	強圧	＞	弱圧
切削器具の直径	直径大	＞	直径小
連続切削と間欠切削	連続切削	＞	間欠切削
その他	カーバイドバー	＞	ダイヤモンドポイント

3）切削による歯髄傷害への対策

- 鋭利な器具で高速軽圧注水切削を間欠的に行う.
- 感染象牙質は齲蝕検知液を併用し，鋭利なエキスカベーターや球状スチールバーを用いて除去する.

B 歯面処理材，修復材の化学的刺激

1）歯面処理材

歯髄傷害のリスクは少ない.

2）修復材料

（1）歯科用アマルガム

・刺激性はない.

・異種金属との間でのガルバニー疼痛が発生する.

（2）シリケートセメント

歯髄傷害性が大きい.

（3）グラスアイオノマーセメント

歯髄傷害性は少ない.

（4）コンポジットレジン

歯髄傷害性は軽微である.

C 術後の細菌性刺激（微小漏洩）

材料硬化時の収縮や温度膨縮によって生じる修復物・窩壁間に生じた空隙を介して，細菌の侵入や外来刺激が生じる.

D その他の原因

窩洞清掃剤，填塞圧，修復材料硬化熱などがあるが，いずれも一過性である.

Ⅲ．象牙質・歯髄複合体の保護法

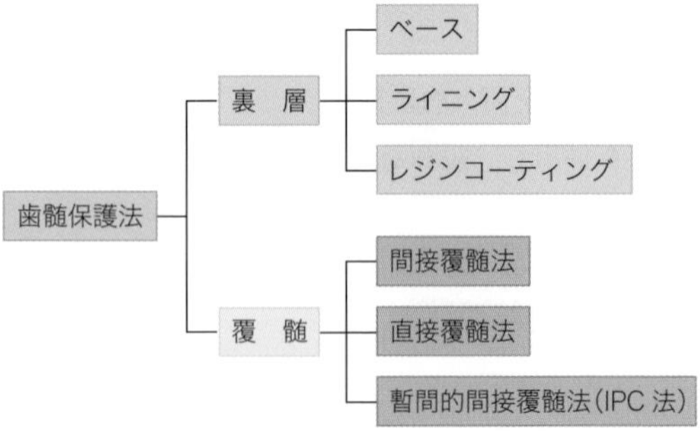

裏層：歯髄刺激の物理的遮断
覆髄：物理的遮断と薬物作用による歯髄生活力の鼓舞

A 裏層法　よくでる

1）ベース

（1）目的

・外来刺激の遮断
・窩洞形態の修正
・深い窩洞や窩底部の補強

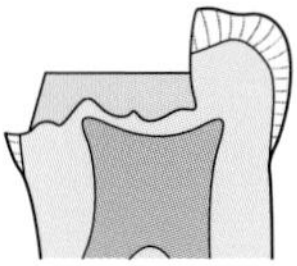
ベース

（2）使用材料

・グラスアイオノマーセメント
・ポリカルボキシレートセメント
・コンポジットレジン
・EBA セメント（強化型酸化亜鉛ユージノールセメント）

（3）術式

①間接法においては材料を塡塞
②硬化
③形成，印象採得

2）ライニング

（1）目的

非薄な一層で形成面を保護

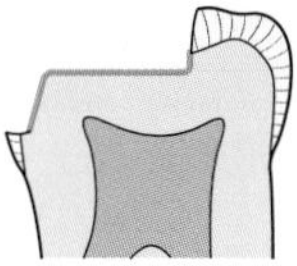
ライニング

（2）使用材料

・歯科用セメント（グラスアイオノマーセメント）
・天然樹脂（バーニッシュ）
・レジン（MMA 系レジン，フロアブルコンポジットレジン）

（3）術式

①窩洞象牙質に材料を薄層塗布
②硬化後に修復

3）レジンコーティング

（1）目的

・象牙質・歯髄複合体の保護

・接着性レジンセメントの接着性向上

・辺縁封鎖性，窩洞適合性の向上

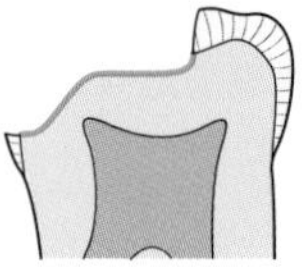

レジンコーティング

（2）使用材料

・ボンディングシステム

・フロアブルコンポジットレジン

（3）術式

①窩洞形成

②象牙質窩壁への歯面処理を経て，フロアブルコンポジットレジンの塗布

③光硬化

④アルコール綿球による未重合層の清拭除去

⑤印象採得

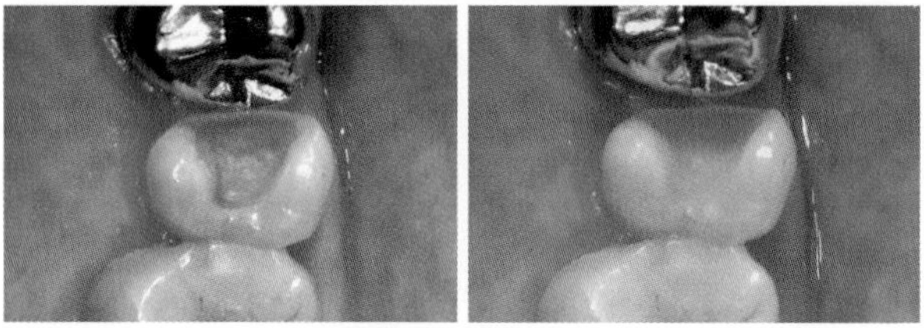

セラミックインレー窩洞形成後（左），レジンコーティング後（右）
レジンコーティングによって窩洞の点角，線角が丸みを帯びている．

B 覆髄法 よくでる

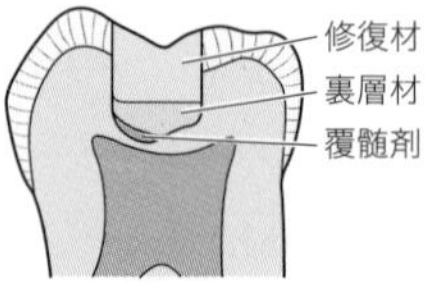

間接覆髄法

1）間接覆髄法

（1）目的

・外来刺激の遮断

・歯髄炎症の鎮静

・硬組織誘導

修復（第三）象牙質の形成促進

(2) 適応症

残存歯質が菲薄となり，感染象牙質が完全に除去された症例

(3) 使用材料

・酸化亜鉛ユージノールセメント
・水酸化カルシウム系セメント
・リン酸カルシウム系セメント
・タンニン・フッ化物合剤配合ポリカルボキシレートセメント（HY 剤）（→ p.149 参照）

(4) 術式

①窩洞最深部に材料を塗布
②必要に応じて裏層
③修復

接着性修復では，原則として間接覆髄法を併用する必要はない．

2）直接覆髄法

(1) 目的

デンティンブリッジ（被蓋硬組織）形成の促進

(2) 適応症

ごく小範囲の非感染状態の露出歯髄（窩洞形成中の点状露髄など）に対する処置

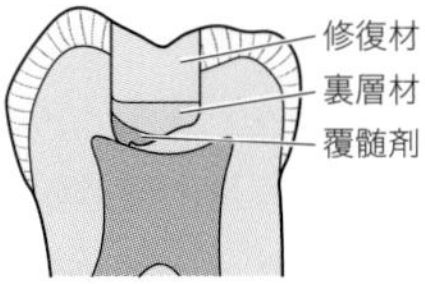

直接覆髄法

(3) 使用材料

・水酸化カルシウム系セメント
・リン酸カルシウム系セメント
・MTA セメント（→ p.153 参照）

(4) 術式

①露髄部を 3 ～ 10% 次亜塩素酸ナトリウム液と 3% 過酸化水素水にて洗浄（ケミカルサージェリー）
②止血確認後に材料を露髄部へ貼布
③グラスアイオノマーセメントなどで暫間修復
④ 1 か月以上経過観察後，痛みなどの症状がないことを確認
⑤最終修復

3）暫間的間接覆髄法（indirect pulp capping：IPC 法）

(1) 目的

修復（第三）象牙質の形成と齲蝕罹患象牙質の再石灰化

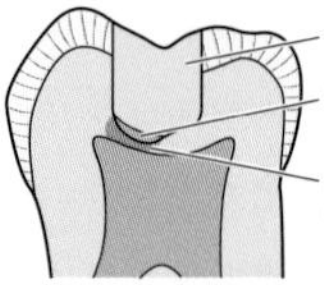

暫間的間接覆髄法
(IPC 法)

(2) 適応症

・深在性齲蝕を有する生活歯で，齲蝕を完全に除去することにより露髄する可能性がある場合

・自発痛や持続時間の長い誘発痛がない可逆性歯髄炎

(3) 使用材料

・水酸化カルシウム系セメント

・タンニン・フッ化物合剤配合ポリカルボキシレートセメント（HY 剤）（→ p.149 参照）

(4) 術式

①可及的に軟化象牙質を除去

一層の軟化象牙質を残存させる

②材料を塗布

③グラスアイオノマーセメントなどで暫間修復

④ 3 か月以上経過観察後，臨床症状がないことを確認

⑤残存させた感染象牙質の硬化を確認し，硬化不十分な部位を削除，必要に応じて裏層

⑥修復処置

Chapter 12
治療の前準備

Check Point

・良質な治療を行うために，修復に先立つ前準備について理解する．

Ⅰ．修復時のイニシャルプレパレーション

A 歯面清掃

救急処置を除き，修復にあたっては歯面清掃が必要である．

B 咬合調整

十分な咬合状態の検査，診断が必要である．

C MTM（minor tooth movement）

・限局矯正ともよばれる．
・正常な歯間距離の回復や接触点の回復が求められる場合に用いられる．
・プラークコントロールをしやすくするために行われる場合もある．

D 歯肉のマネジメント

・歯肉側辺縁の歯表面への平滑な移行が予後を左右する因子である．
・修復処置後は歯表面だけでなく歯肉の状態も定期的に観察する．

Ⅱ．術野の隔離と防湿法

A ラバーダム法

1）器具

(1) ラバーダムシート

患歯を防湿し，無菌的治療を行うためのゴムシート

(2) ラバーダムパンチ

ラバーダムシートの穿孔に使用

(3) クランプフォーセップス

ラバーダムクランプを歯に装着する際に使用

(4) ラバーダムクランプ

・ラバーダムシートの保持・固定に使用

・簡易防湿時の巻綿花を保持

(5) ラバーダムフレーム

ラバーダムシートを上下左右に引いて保持

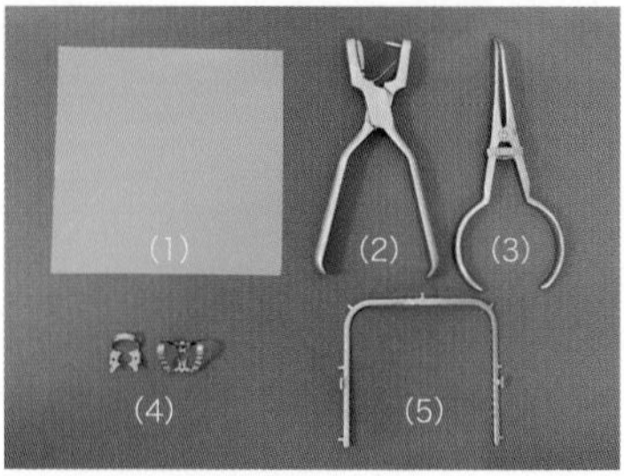

ラバーダム防湿用器具

2）術式

①ラバーダムシートの穿孔

②ラバーダムクランプの試適

③ラバーダムシートの装着

④ラバーダムの撤去

クランプにデンタルフロスをつけて歯から外れた場合の口腔内への落下を予防する

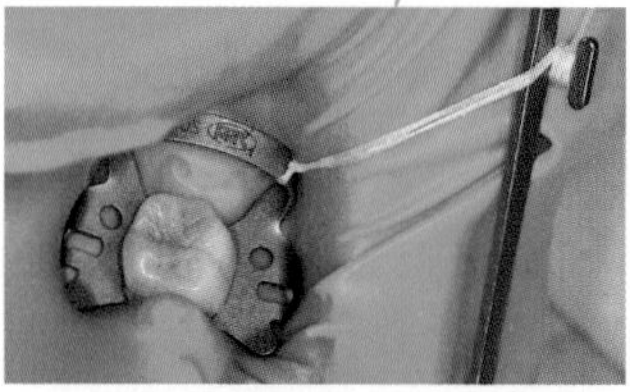
ラバーダム法を用いた患歯の露出

B 簡易防湿

・患歯の唇・頰側や舌側に巻綿花やガーゼなどをおいて唾液から患歯を防湿する一時的な防湿法である．

・下顎の唇・頰側や，舌側など固定が困難な部位は大きな翼をつけたクランプを併用して固定する．

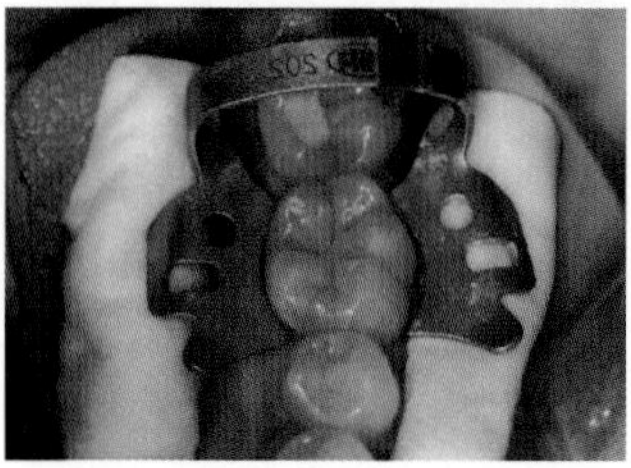
クランプを併用した巻綿花による簡易防湿

Ⅲ．歯間分離法 よくでる

隣接する歯間を分離し，隣接面の検査，修復操作を的確に行うための方法である．

A 歯間分離法の目的

・隣接面を的確に検査できるようにする．
・窩洞形成，塡塞，仕上げ研磨を行いやすくする．
・隣接歯の接触の回復を容易にする．
・隔壁の使用やラバーダム法を行いやすくする．

B 歯間分離法の種類

1）即時歯間分離法

(1) くさび分離型セパレーター

・くさび状木片（木製〈ウッド〉ウェッジ）やプラスチック製〈透明〉ウェッジ（光導型ウェッジ）
・アイボリー（Ivory）のシンプルセパレーター
・エリオット（Elliot）のセパレーター

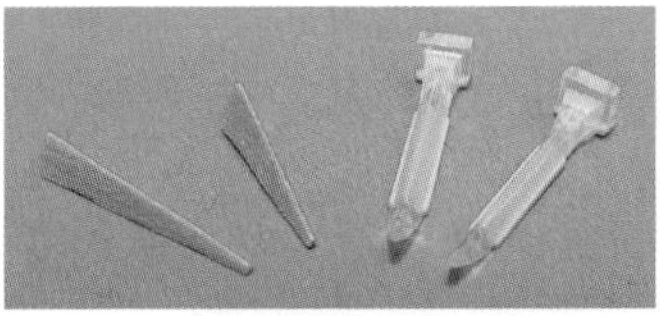

木製〈ウッド〉ウェッジ（左）とプラスチック製〈透明〉ウェッジ（右）

臼歯部用

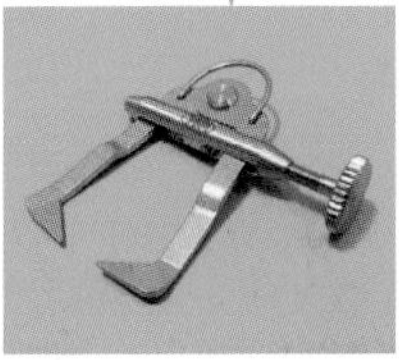

エリオットのセパレーター

前歯部用

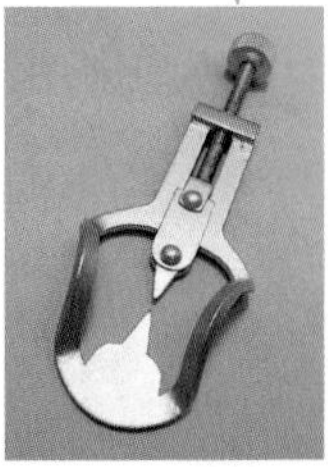

アイボリーのシンプルセパレーター

CHECK! プレウェッジ

・窩洞形成前にウェッジを挿入する方法である．
・目的：確実な歯間分離，形成時の歯間乳頭部保護，隣在歯の誤切削を防ぐ．

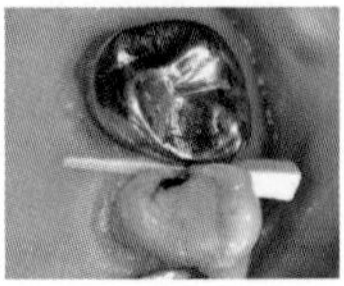

(2) 牽引分離型セパレーター

・フェリアー（Ferrier）のセパレーター

大部分の歯に適用可

・トルー（True）のセパレーター

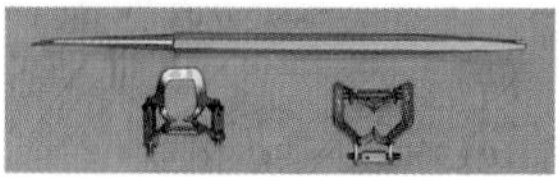

フェリアーのセパレーター

2）緩徐歯間分離法

・即時分離が困難な臼歯部に適用する．

・ 材料 ：デンタルフロスと綿花，弾力ゴム，金属線，ストッピング，矯正装置

Ⅳ．歯肉排除法

一時的に歯肉を排除する方法である．

A 歯肉排除法の目的

①歯肉縁下の歯面の検査を行いやすくする．

②歯肉縁下まで窩洞外形を拡大する．

③歯肉縁下窩洞を修復する．

④歯肉縁下窩洞の印象採得を行う．

B 歯肉排除法の種類

1）即時歯肉排除法

(1) ラバーダムクランプなどによる排除法

・ラバーダムクランプやガムリトラクターなどを使用

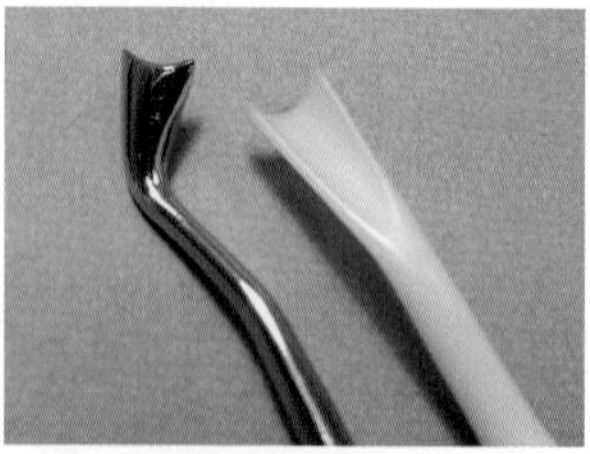

金属製（左）とプラスチック製（右）のガムリトラクター

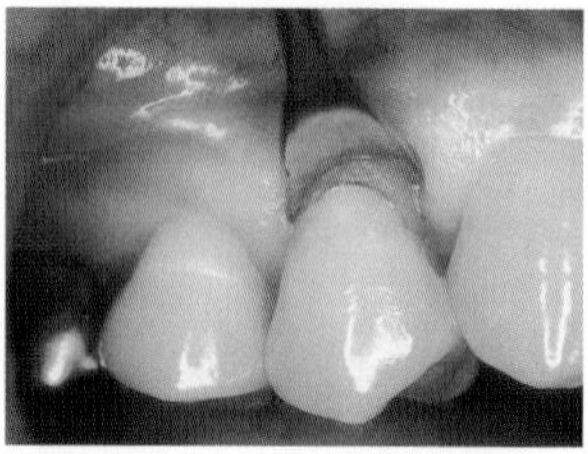

ガムリトラクターによる歯肉排除
（第 102 回歯科医師国家試験）

・唇・頬側や舌側歯肉を排除

・主に前歯の5級窩洞やくさび状欠損窩洞修復時に使用

(2) 排除用綿糸（リトラクションコード）による排除法

・排除用綿糸を歯肉溝内に挿入し，患歯の全周に及ぶ辺縁歯肉を排除

・綿糸には事前に薬剤が含有され，歯肉収斂効果を発揮

・**薬剤**：塩化亜鉛（クロル亜鉛），タンニン酸，塩化第二鉄，アルミニウム化合物，アドレナリン

・**挿入法**：シングルコード法（一重），ダブルコード法（二重）

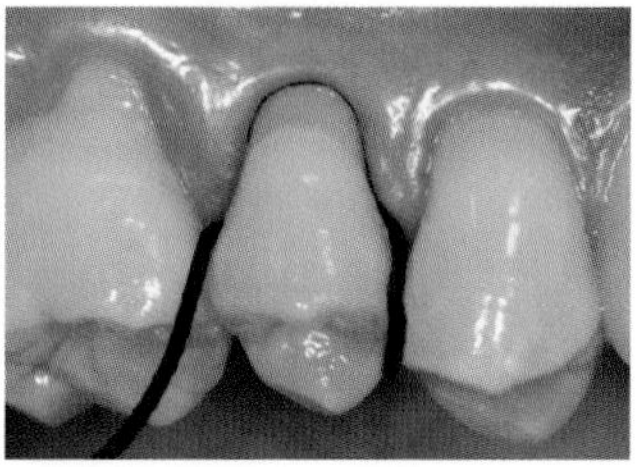

排除用綿糸を用いた歯頸部歯肉の排除

(3) 歯肉の外科的切除法

外科用メス，高周波電気メス，レーザーを用いた外科的歯肉排除

CHECK!

高周波電気メスはペースメーカー使用患者には禁忌!!

2）緩除歯肉排除法

(1) 暫間修復物による歯肉排除

暫間インレーや暫間クラウンによる方法

(2) ストッピングなど仮封材による歯肉排除

テンポラリーストッピングやモデリングコンパウンドによる方法

V. 隔壁法 よくでる

　複雑窩洞を単純化し，修復操作を容易にする方法である．

A 隔壁法の目的

・複雑窩洞を単純化する．
・成形修復材料の側方または歯肉側への溢出を防止する．
・修復物の賦形を容易にする．
・隣接面窩洞の形成時に隣接歯を保護する．
・ラバーダムシートや歯肉が窩洞内に侵入することを防止する．

B 隔壁の種類

1）2 級修復

・トッフルマイヤー（Tofflemire）型マトリックスリテーナー
・アイボリー(Ivory)型リテーナー
・マトリックスバンド，ウェッジ
・ポリエステルストリップス
・リング状リテーナーとセクショナルマトリックス

2）切縁隅角を含む修復

・クラウンフォーム
・コーナーマトリックス

3）唇・頬側面歯頸部修復

サービカルマトリックス

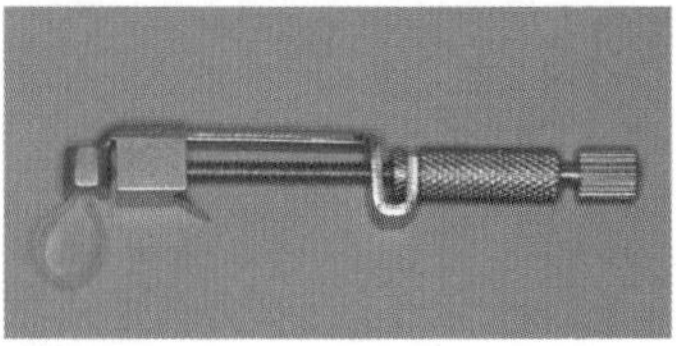

トッフルマイヤー型マトリックスリテーナー
透明ポリエステルストリップス，金属製マトリックスバンドを用いる．

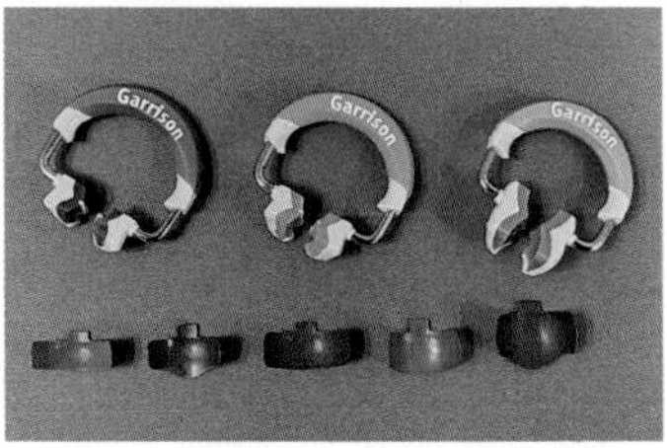

リング状リテーナーとセクショナルマトリックス

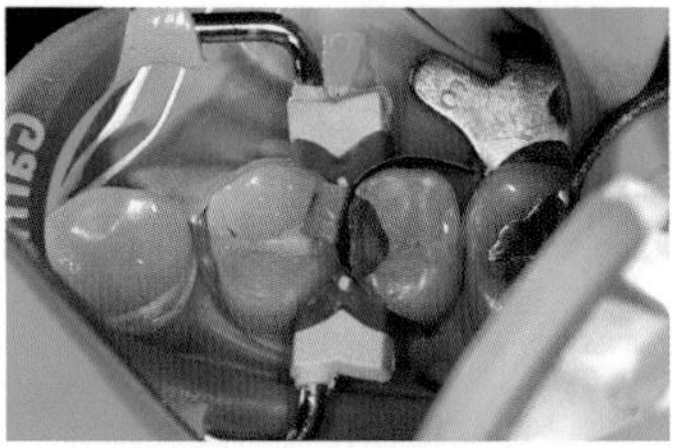

リング状リテーナーとセクショナルマトリックスの臨床例

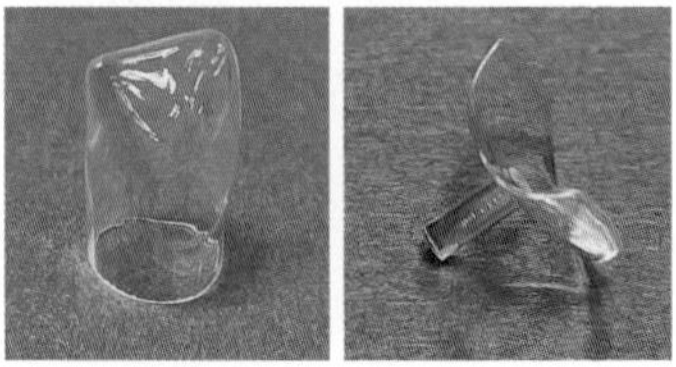

左：クラウンフォーム
右：サービカルマトリックス

Ⅵ. 除痛法

A 局所麻酔法

1）表面麻酔

・局所麻酔薬を粘膜面に作用させ，その部の知覚神経終末を麻痺させる方法である．

・液状，ゼリー状，スポンジ状，スプレー式などがある．

2）浸潤麻酔

・局所麻酔薬を注入，浸潤させて局部の知覚神経終末を麻痺させる方法である．

・1/80,000 アドレナリン含有 2%リドカインが多用される．

・効果持続や止血作用をはかるためアドレナリンが添加されている．

3）伝達麻酔

・神経伝導路の途中に局所麻酔薬を作用させる方法である．

・下顎大臼歯に対する伝達麻酔（下顎孔伝達麻酔）

CHECK! 知覚の鋭敏な部位

・エナメル象牙境
・歯髄近接部
・トームス顆粒層
・軟化象牙質と健康象牙質の境界部

B 全身麻酔法および精神鎮静法

1）全身麻酔法の適応

・治療に非協力的な患者

・局所麻酔薬に対してアレルギーを有する患者

・不随意運動のある患者

・1 回に多数歯の治療を要する患者

2）精神鎮静法の適応

恐怖心や不安感のある患者

Chapter 13
修復物の具備すべき形状と面

Check Point

・良質な治療を行うために，修復物の具備すべき形状と面の性質について理解する．

Ⅰ．歯冠形態

A 咬合面形態

咬合の高低，対合歯との接触部位・面積，咬頭斜面の形状，小窩裂溝の形態，辺縁隆線の高さなどに注意する．

CHECK! 咬合面形態の不良によって生じる問題

・咬合異常
・歯周疾患の誘発
・食片圧入
・修復物の破折
・対合歯の摩耗
・頬粘膜や舌の咬傷
・顎関節障害

B 辺縁形態

等高平坦かつ滑沢に移行するようにする．

CHECK! 辺縁形態の不良によって生じる問題

食片圧入➡二次齲蝕，歯肉炎，破折，変色

C 唇（頬）側面形態

解剖学的・審美的な配慮，食物の流動を円滑にし，歯肉への障害を防ぎ，不潔域をつくらない形態とする．

CHECK! 唇（頬）側面形態の不良によって生じる問題

・豊隆の不足➡歯肉炎，歯肉退縮
・豊隆の過多➡食物の停滞による齲蝕

D 隣接面形態

1）隣接歯との位置関係

（1）歯間距離

両隣接歯歯頸部の間隙で最も広い部分の距離

（2）歯肉側（下部）鼓形空隙

接触点から歯頸部間にあるプリズム形の空隙で，歯間乳頭で満たされる．

（3）歯冠側（上部）鼓形空隙

接触点上部に形成される空隙

広いと食片圧入の原因となる

CHECK! 隣接面形態の不良によって生じる問題

歯列不正，隣接面齲蝕（特に接触点部），隣接面摩耗➡歯間距離の短縮➡不潔域の拡大➡齲蝕罹患性増大，咬合異常，歯周疾患

2）接触点（コンタクトポイント）

・歯が隣接歯と接触する部分（理想的には点状➡加齢により線または帯状へと変化）
・臨床的には，50 μm のコンタクトゲージが抵抗をもって通過し，110 μm のコンタクトゲージは挿入できない程度の接触状況
・接触部は滑沢

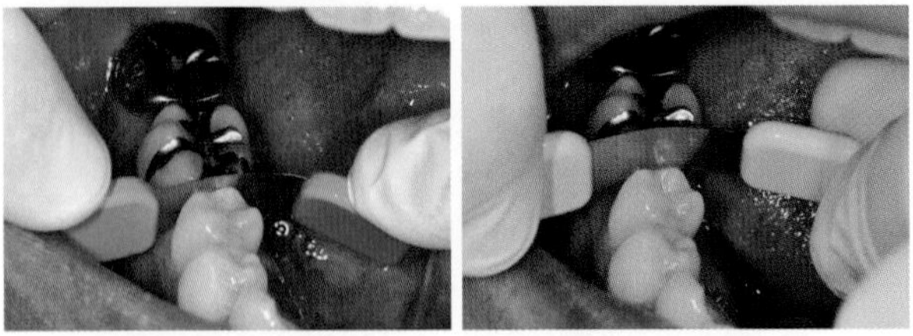

50 μm（緑）のコンタクトゲージが抵抗をもって通過し，110 μm（黄）は挿入できない．

正常な接触点の位置

前歯部：唇舌的に歯のほぼ中央かつ切縁寄り 1/4 ～ 1/5 の部

上顎臼歯部：中心溝から頬側寄り 1/2 の部，かつ咬合面寄り 1/3 ～ 1/4 の部

下顎臼歯部：頬側寄り 1/3 の部，かつ咬合面寄り 1/3 ～ 1/4 の部

CHECK! 隣接面における接触関係

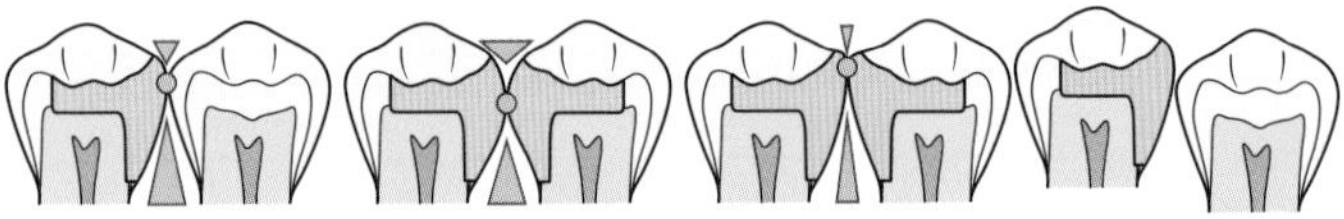

- 適正な接触点➡歯間部の自浄域が増加し，隣接面齲蝕を抑制する．
- 接触点が低い➡歯冠側（上部）鼓形空隙が広くなり，食片圧入を生じやすい．
- 接触点が高い➡歯冠側（上部）鼓形空隙が狭くなり，食片圧入・停滞を生じやすい．
- 辺縁隆線の高さが異なる➡対合関係によって歯間離開が生じ，食片圧入を生じやすい．

CHECK! 接触点の頬舌的位置関係

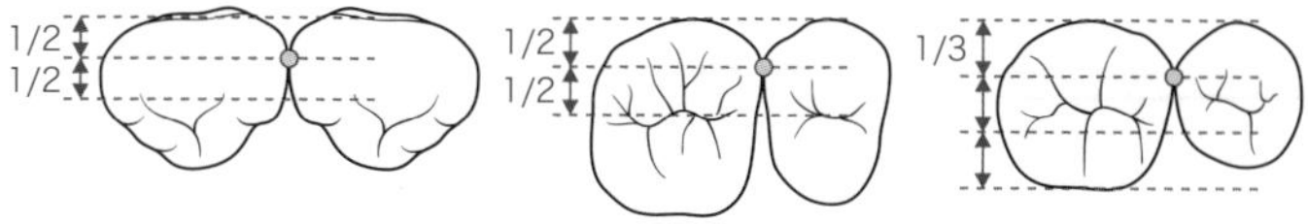

前歯部　　上顎臼歯部　　下顎臼歯部

- 前歯部：唇舌的に歯のほぼ中央
- 上顎臼歯部：中心溝から頬側最大豊隆部間の 1/2
- 下顎臼歯部：頬舌的歯冠幅径の頬側 1/3

CHECK! 接触点の上下的位置関係

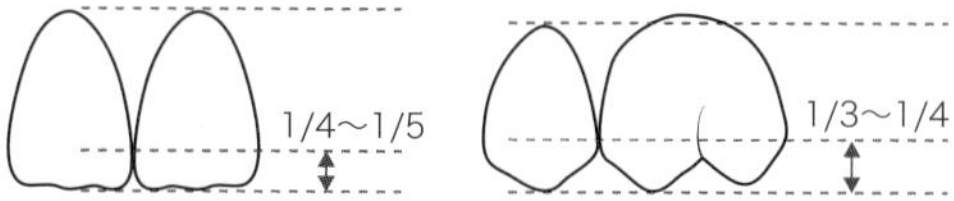

前歯部　　臼歯部

- 前歯部：切縁寄り 1/4 〜 1/5
- 臼歯部：咬合面寄り 1/3 〜 1/4

CHECK! 接触点の不良により生じる問題

- 食片圧入　・歯肉炎　・歯肉退縮　・歯槽骨吸収
- 隣接歯齲蝕の併発

Ⅱ．修復面の性状と仕上げ研磨

A 修復面の性状

辺縁は等高平坦に移行し，修復物は窩壁に適合している状態とする．

CHECK! 修復面の性状の不良により生じる問題

- 保持力の低下➡修復物の脱離
- 辺縁漏洩➡二次齲蝕や歯髄刺激

B 修復物の仕上げと研磨

1）目的

- 口腔内での不快感や異物感をなくす.
- 頬粘膜や舌を傷つけないようにする.
- 汚物の沈着を防ぐ.
- 化学的抵抗性を増す.
- 審美的光沢を出す.

仕上げ

- トリミング：修復物の形態修正，過剰溢出部の除去，辺縁のすり合わせ
- フィニッシング：荒傷除去による研磨の下地形成

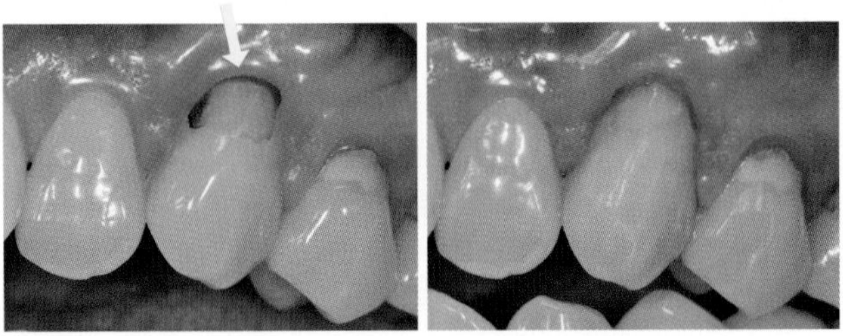

コンポジットレジンのオーバーマージンによる着色（左）と
形態修正，仕上げ研磨後（右）

研　磨　仕上げ完了後の修復物の表面粗さを小さくし滑沢にする

- 荒磨き
- つや出し

Chapter 14

コンポジットレジン修復

Check Point

・適切なコンポジットレジン修復を行うために，以下の事項について身に付ける．
・コンポジットレジンの特徴を整理し，コンポジットレジンの組成・役割について理解する．
・コンポジットレジンの材料学的性質や接着性などに基づく臨床的特徴ならびに挙動について理解する．
・コンポジットレジン修復の種類を理解する．
・接着システムの基本構成と臨床応用されているシステムの構成，使用法について理解する．
・コンポジットレジン修復窩洞の特徴，修復に先立つ前準備および窩洞形成を含めた臨床的対応について理解する．

Ⅰ．コンポジットレジンの特徴

・コンポジットレジンとは，合成樹脂（レジン）とフィラーとを組み合わせた複合的（composite）な成形修復材料である．
・コンポジットレジン自体は非接着性である．
・レジン接着システムを併用する．

Ⅱ．コンポジットレジンの組成

コンポジットレジンは，マトリックスレジン，フィラー，フィラー表面処理剤，重合開始剤，重合促進剤，その他の成分から構成される．

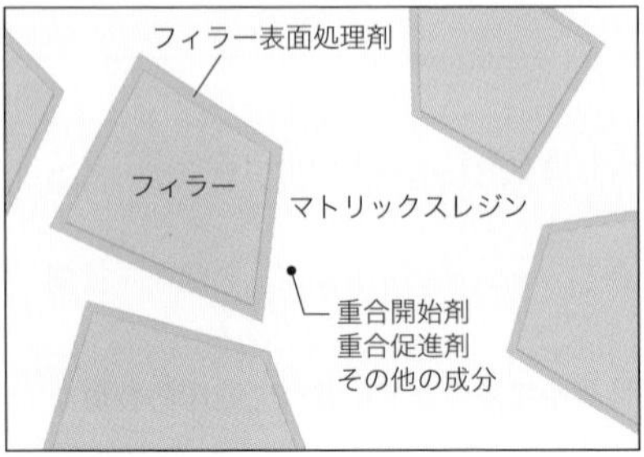

A マトリックスレジン（ベースレジン，基質レジン，基材レジン）

・コンポジットレジンの主成分であり，基材（母材）である．

・代表的なマトリックスレジン：Bis-GMA，UDMA

・疎水性マトリックスレジン：Bis-MEPP

> ・近年のコンポジットレジンの多くに採用されている
> ・吸水性あり
> ・粘稠度の高い水飴状
> ・希釈材：TEGDMA（トリエチレングリコールジメタクリレート〈3G〉）

B フィラー　よくでる

1）フィラーの役割と材質

（1）役割

・機械的強度を高める．

・耐摩耗性を高める．

・重合収縮を少なくする．

・熱膨張率，吸水膨張率を下げる．

（2）材質

・熱膨張係数が小さい無機材料（石英，水晶〈クオーツ〉，シリカ，コロイダルシリカ，ガラス類など）が用いられる．

・エックス線造影性付与：バリウムガラス，ストロンチウムガラス，アルミノシリケートガラス，ジルコニアシリカなど

2）フィラーの種類 （→ p.83 参照）

(1) マクロフィラー

無機質ガラスなどを 100 μm 以下に粉砕した不定形フィラー

(2) マイクロフィラー

コロイダルシリカを用いたフィラー．有機複合フィラーとして利用

(3) サブマイクロフィラー（サブミクロンフィラー）

球状あるいは不定形．有機複合フィラーとして利用

(4) ナノフィラー

ジルコニアナノフィラー，シリカナノフィラー，ナノクラスター（ナノフィラーの凝集体）が存在

(付) 有機複合フィラー

マイクロフィラーとマトリックスレジン硬化体を粉砕して得たフィラー

C フィラー表面処理剤

・無機フィラーとマトリックスレジンを化学的に結合させて機械的性質を向上させるために使用
・シランカップリング剤：γ-メタクリロキシプロピルトリメトキシシラン（γ-MPTS）

D 重合開始剤，重合促進剤

1）化学重合方式

・過酸化ベンゾイル（BPO，重合開始剤）+第 3 級アミン（重合促進剤）（BPO-アミン起媒方式）
・第 3 級アミン：ジメチルパラトルイジン（DMPT）が代表的
・ラジカル発生機序：第 3 級アミンによる BPO 分解➡フリーラジカル発生➡マトリックスレジンモノマー活性化➡活性化レジンモノマーの網目状連結➡高分子化➡重合・硬化

2）光重合方式

・可視光線（青色光，470 nm 付近の波長がピーク）と光増感剤＋還元剤

・光増感剤（重合開始剤としての働き）：カンファーキノン（CQ）

・還元剤（重合促進剤としての働き）：第 3 級アミン（ジメチルアミノエチルメタクリレート）

・ラジカル発生機序：カンファーキノンが 470 nm 付近の可視光を吸収➡カンファーキノンの励起➡フリーラジカル発生➡重合開始．同時に還元剤が励起カンファーキノンに作用➡フリーラジカル発生➡重合促進➡レジンモノマー高分子化➡重合・硬化

E その他の成分

・重合禁止剤：ヒドロキノン（モノマー保存のために添加）

・紫外線吸収剤

・酸化防止剤

・色素（顔料）

・エックス線造影剤

Ⅲ．コンポジットレジンの種類

A フィラーによる分類

分類	フィラー配合率（wt%）	フィラー粒径	機械的性質	耐摩耗性	研磨性・審美性	適応部位
マクロフィラー型（従来型）* 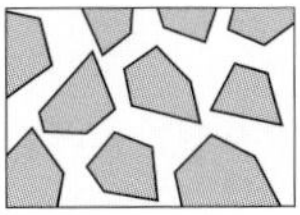	70	数～50 μm	劣	劣	劣	前歯部 臼歯部
マイクロフィラー型（MFR 型） 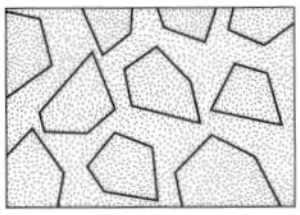	60	0.04 μm	従来型より良	従来型より良	従来型より良	前歯部
サブマイクロフィラー型（SFR 型） 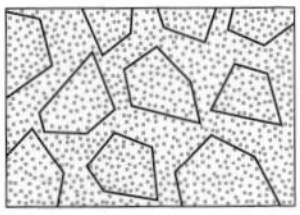	60～70	0.2～0.3 μm	MFR 型より良	MFR 型より良	MFR 型より良	前歯部
ハイブリッド型 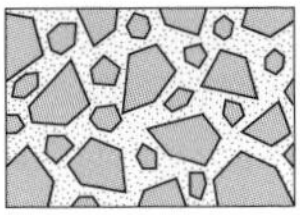	70～80	マクロフィラー，マイクロフィラー，有機複合フィラーの混合	優	優	優	前歯部 臼歯部
高密度充填型（セミハイブリッド型） 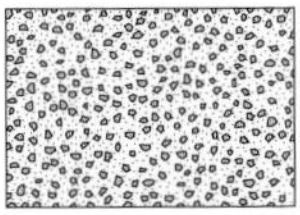	80 ～ 85 フィラー間距離を小さくし，充填率を向上	0.1～数 μm マクロフィラーを粉砕	優	優	優	前歯部 臼歯部
ナノフィラー型 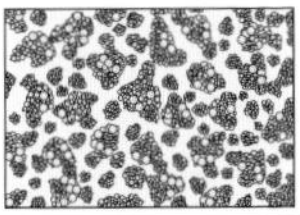	85	数～80 nm	優	優	優	前歯部 臼歯部

* 開発当初のレジン

B 修復部位による分類

1）前歯部用コンポジットレジン

審美性重視（研磨性，色調再現性など）

2）臼歯部用コンポジットレジン

機械的強度，耐摩耗性重視

3）前歯部・臼歯部両用コンポジットレジン

優れた機械的性質と良好な審美性を兼備

4）支台築造用コンポジットレジン

化学重合型，光重合型，デュアルキュア型（光化学両重合型）が存在

5）小窩裂溝塡塞用コンポジットレジン

小窩裂溝や小孔の底部まで浸透する流動性

C 重合方式による分類

1）化学重合型コンポジットレジン

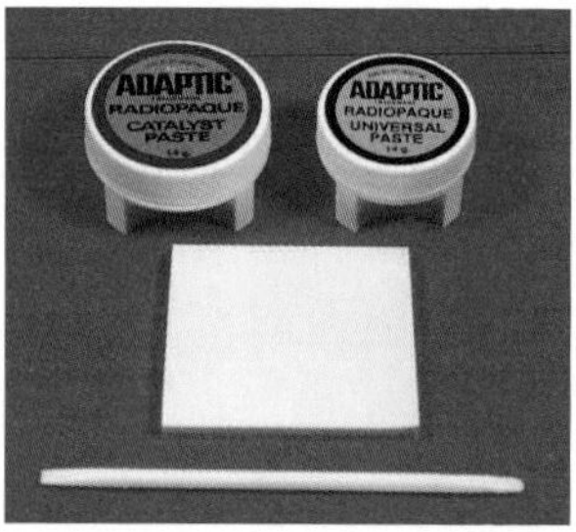

化学重合型コンポジットレジン

2ペースト型が一般的である．

(1) 長所

・窩洞深さやアンダーカット有無にかかわらず均一に重合する．

・光重合器など特殊な器械を必要としない．

(2) 短所

・練和によって混入した気泡によって物性低下や重合阻害を生じる．

・BPOの影響で変色しやすい．

・操作時間に制限がある．

・光重合型より機械的強度に劣る．

2）光重合型コンポジットレジン　よくでる

(1) 長所

・練和が不要なため気泡の混入が少ない．

・光照射によって急速に硬化する．

・複数歯の同時修復が可能である.
・積層充填が可能である.
・変色が少ない.
・化学重合型に比べ機械的強度に優れる.
・材料のむだが少ない.

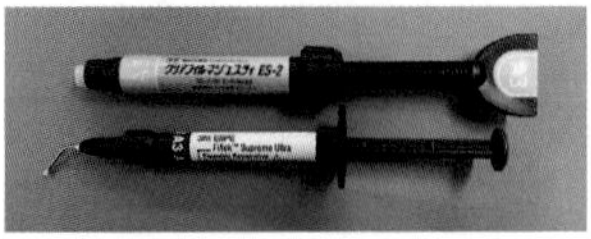

光重合型コンポジットレジン

(2) 短所

・光照射器が必要である.
・照射光が到達しないところは重合しない.
・深い窩洞やアンダーカットでは積層充填が必要である.
・照射側に向けての重合収縮による窩底部象牙質界面部にコントラクションギャップを生じる.
・材料を保管する際には遮光が必要である.

3) デュアルキュア型コンポジットレジン

・ポスト窩洞やアンダーカットが存在するような照射光が到達しにくい場合に有効である.
・2ペースト型が基本である.

D 稠度による分類

1) フロアブルコンポジットレジン よくでる

・流動性, ぬれ性に長けたコンポジットレジンである.
・フィラー配合量：少, 希釈モノマー：多
➡塡塞操作性・窩壁適合性：優, 物性：劣
・咬合圧の加わらない部位に使用（小さな窩洞, ライニング材）

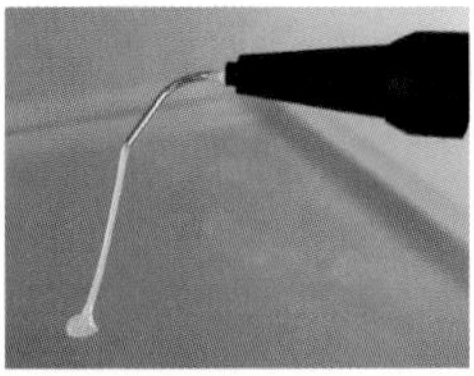
フロアブルコンポジットレジン

2) コンデンサブル（パッカブル）コンポジットレジン

・加圧塡塞を行いやすくしたコンポジットレジンである.
・フィラー配合量とマトリックスレジンの粘稠度を調整し, 加圧可能としている.

CR修復

E 供給形態による分類

1）シリンジタイプ

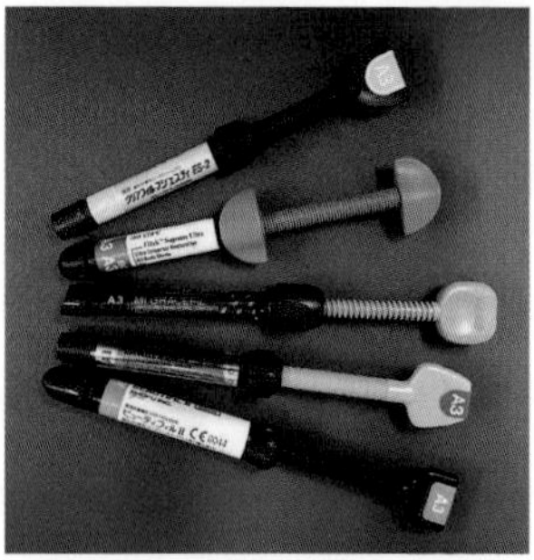

シリンジタイプ

- 多くのコンポジットレジンで採用されている．
- 練板上に採取し，充填器を用いて填塞操作を行う．

2）ダイレクトアプリケーションシリンジタイプ

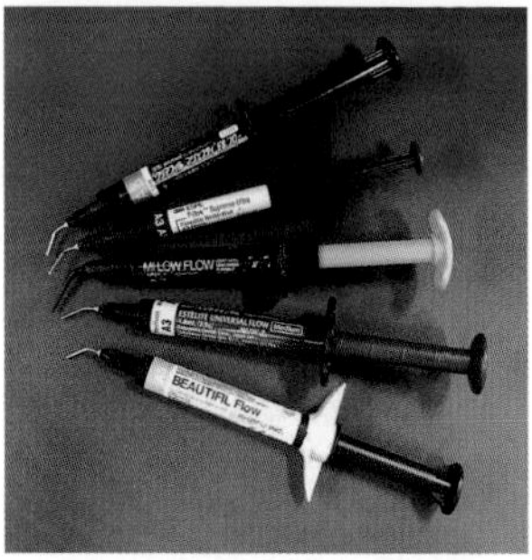

ダイレクトアプリケーション
シリンジタイプ

フロアブルコンポジットレジンの供給形式で，シリンジから直接填入可能である．

3）コンピュールタイプ

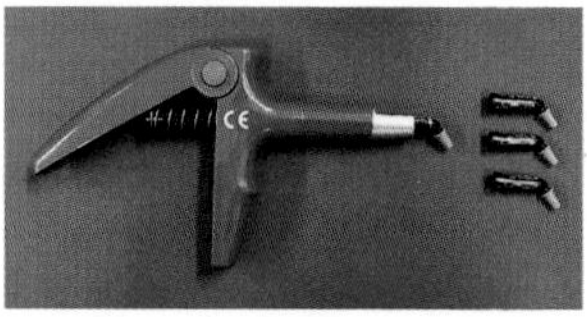

コンピュールタイプ

- 一定量のコンポジットレジンを封入したチップをシリンジに装填して使用する．
- 露光の危険性が少なく，感染予防の一助となる．
- 窩洞への直接填入も可能である．

Ⅳ．直接修復の接着

A レジン接着（ボンディング）システム

1）エッチング（酸処理）

被着面に対して脱灰効果を有する酸性物質などを用いて処理すること．

(1) 酸処理材（前処理材，エッチング材，エッチャント，エッチングエージェント）

・エナメル質と象牙質が対象

・リン酸：30 ～ 40％リン酸水溶液を主とするゲル（pH 0.1 以下の強酸性）

・クエン酸：10％クエン酸＋ 3％塩化第二鉄（4-META 系の接着性レジンセメントとの組み合わせ）

・その他：エナメル質専用にリン酸を応用する場合，象牙質専用に EDTA を応用する場合もある．

(2) エッチングの効果

・歯面の清掃効果とぬれ性の向上：エッチングにより歯質表面は脱灰し，スミヤー層，表面の汚染物質が除去され，レジンのぬれ性が向上する．

・歯面の極性化：エッチングにより歯質構成成分の末端基が極性をもち，レジンと結合しやすくなる．

・歯面の粗糙化と機械的嵌合力の発揮

①エナメル質

・エッチングによって表面に規則正しい凹凸が生じる（凹凸は 2 種類：小柱構造に基づく凹凸とハイドロキシアパタイト結晶に基づく凹凸）．

・陥凹部にボンディング材が浸透硬化（レジンタグ生成）

➡投錨効果により機械的接着力（嵌合力）が生じる．

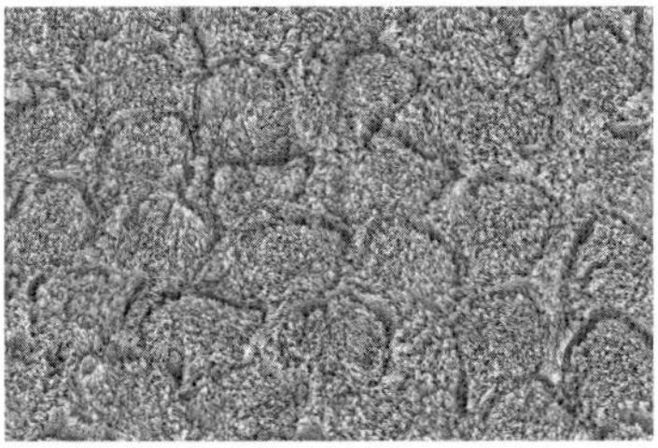

リン酸処理後のエナメル質
小柱構造が明瞭である．

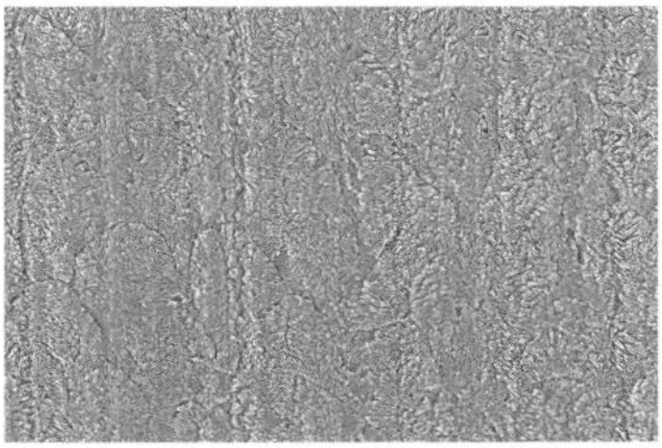

セルフエッチングプライマー処理後のエナメル質
リン酸処理と比較してマイルドな脱灰像である．

②象牙質

・スミヤー層を除去➡象牙細管が開口➡細管内にボンディング材が浸透硬化➡象牙質レジンタグが形成される.

・脱灰によって粗糙になる➡コラーゲン線維層の表面露出➡レジン成分が浸透硬化➡樹脂含浸象牙質（樹脂含浸層 hybrid layer）を形成

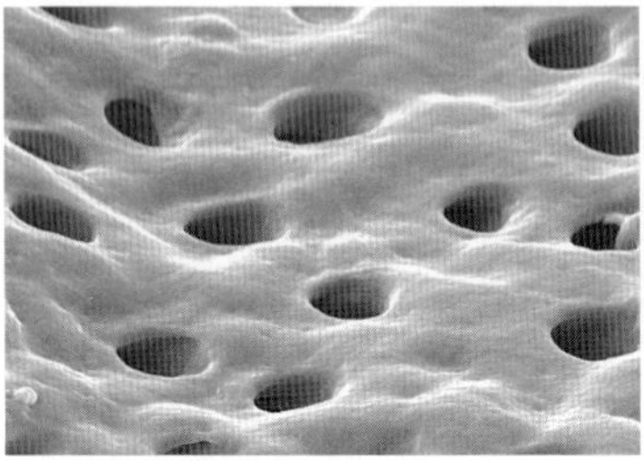

リン酸処理後の象牙質
象牙細管が漏斗状に開口している.

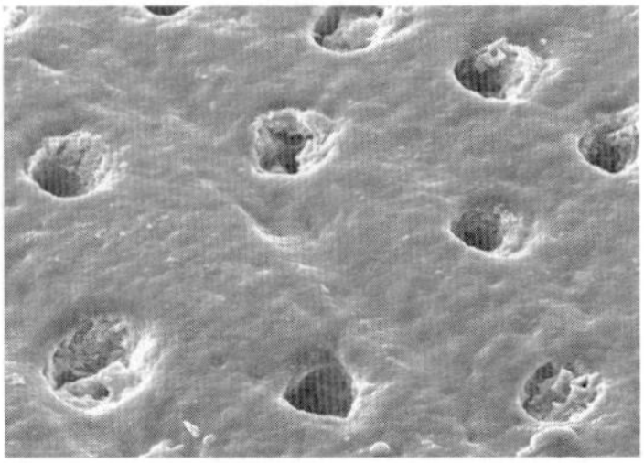

セルフエッチングプライマー処理後の象牙質
スミヤープラグが象牙細管に残存している.

2）プライミング

広義には被着体の改質を行うこと，狭義にはボンディング材の象牙質親和性や浸透性を高めるために行うこと.

(1) デンティンプライマー

・象牙質表面の改質とボンディング材の接着性向上が目的

・HEMA やその他の接着性レジンモノマーを水，アセトン，エタノールなど溶媒に溶解

・塗布後は水洗せずにエア乾燥のみ

・象牙質が対象：象牙質表面に露出したコラーゲン線維の収縮を防ぐ.

・ボンディング材の浸透を促進：接着性を向上

(2) その他プライマー

修復物の材質に対応させたプライマー

3）ボンディング

エッチングやプライミングを行った被着体に対し，レジンモノマー主

体の溶液を塗布，硬化させ，後から填塞するレジン系材料との接着性向上をはかること．

(1) ボンディング材の構成

・Bis-GMA，UDMA などのマトリックスレジンが主成分

・粘性や稠度の調整として TEGDMA などを配合

・リン酸エステル系またはカルボン酸系，あるいは HEMA などの接着性レジンモノマーを配合

・光重合触媒，第 3 級アミンなどを配合

・フィラーを配合して物性の向上をはかったものもある．

・光重合型，化学重合型，デュアルキュア型（光化学両重合型）がある．

(2) 代表的な接着性レジンモノマー

① Phenyl-P（リン酸エステル系）

・象牙質にも接着性を示す世界初の先駆的モノマー

・セルフエッチングプライマーの成分としても利用

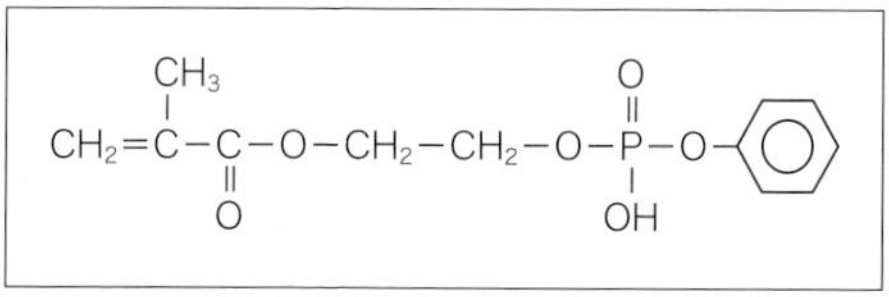

Phenyl-P の構造
リン酸基を有している．

② 4-META（カルボン酸系）

・TBB 起媒の MMA 系レジンの配合によって象牙質への接着性が高い．

①〜④のモノマーは酸性，脱灰能あり！

・世界初のレジンセメントの成分として利用

③ MDP（リン酸エステル系）

・Phenyl-P よりも優れた接着性モノマー

・セルフエッチングプライマーの成分としても世界中で利用

④その他

4-MET，4-AET，MAC-10，BPDM（カルボン酸系）など

⑤ HEMA

・親水性モノマーの代表

・中性モノマーで脱灰能なし

・特に脱灰象牙質への浸透性が高いために頻用される（レジン添加型グラスアイオノマーセメントにも配合）.

B 代表的な接着システムの特徴と構成

1）エッチングボンディングシステム

・象牙質接着性を提唱した初期のシステム

・エッチングとボンディングの 2 ステップ

・30 ～ 40% リン酸や 10% クエン酸 + 3% 塩化第 2 鉄などを主成分とする酸処理材によるエッチング

・水洗，乾燥を行う.

・Phenyl-P などの接着性レジンモノマーを含むボンディング材を用いる.

2）3 ステップシステム

・エッチング，プライミング，ボンディングの 3 ステップ

・30 ～ 40% リン酸や 10% マレイン酸などを主成分とする酸処理材によるトータルエッチング

・水洗，乾燥を行う.

・HEMA などの接着性レジンモノマーを含むデンティンプライマーによるプライミング

・カルボン酸系などの接着性レジンモノマーを含むボンディング材を用いる.

3）2 ステップセルフエッチングプライマーシステム よくでる

・エッチングとプライミングを一括同時処理し，その後ボンディングを行う 2 ステップ

・水洗を行わずに乾燥のみ

・MDP などの酸性接着性レジンモノマーや水などの溶媒を含むセルフ

エッチングプライマーによるエッチングプライミング
・pH 1.2 ～ 2.8 程度でリン酸よりもマイルドな脱灰効果
・MDP などの接着性レジンモノマーを含むボンディング材を用いる.
・フッ化物徐放性や抗菌性を発揮する製品もある.

4) ウェットボンディングシステム（セルフプライミングアドヒーシブシステム）

・トータルエッチング後，プライミングとボンディングの一括同時処理を行う 2 ステップ
・30 ～ 40% リン酸などを主成分とする酸処理材
・水洗後，完全乾燥は行わずに余剰水分の除去のみとする（ウェットボンディング法）.
・HEMA やカルボン酸系などの接着性レジンモノマーを含むプライミングアドヒーシブを用いる.

5) 1 ステップセルフエッチングシステム（1 ボトルセルフエッチングシステム，オールインワンアドヒーシブシステム）

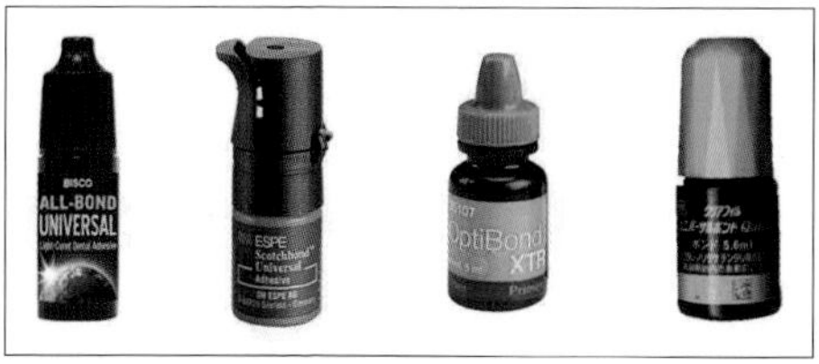

各種 1 ステップセルフエッチングシステム

・エッチング，プライミング，ボンディングを 1 つの処理材で行える 1 ステップ
・水洗を行わずに乾燥のみ
・2 液混合タイプまたは 1 液タイプ
・リン酸系やカルボン酸系などの接着性レジンモノマーを含むセルフエッチングプライミングボンディング材を用いる.
・pH 1.6 ～ 2.7 程度でリン酸よりもマイルドな脱灰効果

・溶媒として水あるいはアセトンやアルコールなどの有機溶媒を含む製品がある.

・フッ化物徐放性を発揮する製品もある.

レジン接着システムの分類

システム名	構成	処理法
エッチングボンディングシステム（2ステップ）	酸処理材 ボンディング材	エッチング➡水洗➡乾燥➡ボンディング材塗布➡乾燥（厚さ調整）➡光照射
3ステップシステム	酸処理材 プライマー ボンディング材	エッチング➡水洗➡乾燥➡プライマー処理➡乾燥➡ボンディング材塗布➡乾燥（厚さ調整）➡光照射
2ステップセルフエッチングプライマーシステム	セルフエッチングプライマー ボンディング材	セルフエッチングプライマー処理➡乾燥➡ボンディング材塗布➡乾燥（厚さ調整）➡光照射
ウェットボンディングシステム（2ステップ）	酸処理材 セルフプライミングボンディング材	エッチング➡水洗➡乾燥（またはブロットドライ）➡セルフプライミングボンディング材塗布➡乾燥（厚さ調整）➡光照射
1ステップセルフエッチングシステム	セルフエッチングプライミングボンディング材（オールインワンアドヒーシブ）	セルフエッチングプライミングボンディング材塗布➡乾燥のみ➡光照射

C 歯質への接着機構

1）エナメル質との接着

・スミヤー層の溶解，除去

・エナメル小柱構造に基づく凹凸の形成

・アパタイト結晶の石灰化度の差違に基づく微小な凹凸を形成
➡表面積の著しい増大

・ボンディング材の浸透硬化➡レジンタグ生成

・嵌合力の発生により強大な保持力を発揮

CHECK!

セルフエッチングプライマーによる脱灰効果は，リン酸と比べるとマイルドで，凹凸形成は軽度である．

2）象牙質との接着

・スミヤー層（スミヤープラグを含む）の溶解，除去と象牙質表面の脱灰

・象牙細管部や細管内壁も脱灰

・コラーゲン線維が残存し，表面に露出

・プライミングによってコラーゲン線維の収縮を防止

・コラーゲン線維の三次元的構造にレジンモノマーが浸透硬化

・樹脂含浸象牙質（樹脂含浸層）形成による微細な機械的保持力

・象牙細管内に浸透硬化したレジンタグによる機械的保持

V．間接修復の接着

接着性レジンセメントを用いるが，対象が金属，セラミックス，レジンなど多岐に及ぶため，適切な対応が必要である．

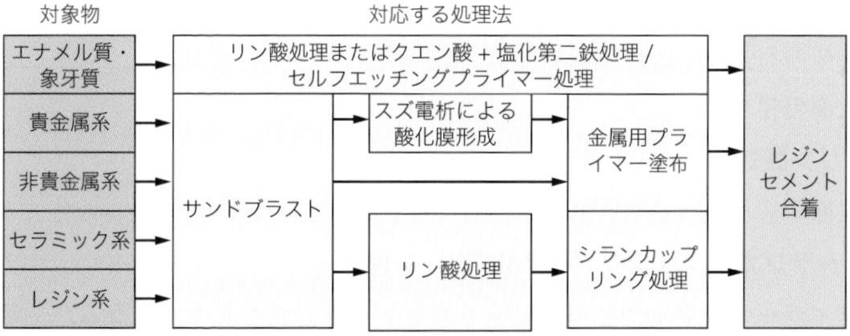

接着性レジンセメントを用いる際の基本的な被着体処理法

備考：補修修復の場合は，それぞれの被着面に対して適切な前処理が必要

A 金属修復物

1）サンドブラスト

・鋳造体表面の酸化膜や石膏など汚染物質の除去

・表面の粗糙化，表面エネルギーの上昇など

2）均質な酸化膜の生成

貴金属にはスズ電析が有効

3）金属用プライマーの塗布　よくでる

・貴金属には含イオウ系プライマー（含イオウ系接着性モノマー）（VBATDT など）が有効

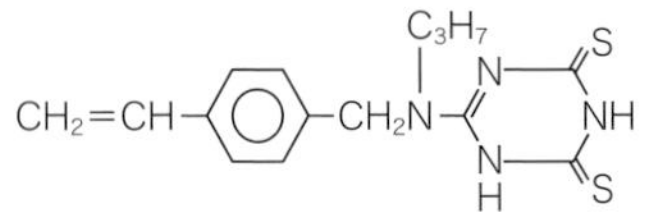

含イオウ系接着性モノマーの構造
イオウ（S）が含まれている．

・歯質接着性を有するリン酸エステル系（MDP など）またはカルボン酸系モノマー（4-META）なども有効

B セラミック修復物

1）サンドブラスト

・表面の石膏など汚染物質の除去

・表面の粗糙化

2）リン酸処理

表面の清浄化

3）シランカップリング（γ-MPTS）処理

・フィラーの表面処理と同様にシリカとレジンが結合しやすくなる．

・口腔外ではフッ化水素酸の使用が有効（→ p.144 参照）

C コンポジットレジン修復物

・硬化して時間が経過したレジンとの接着は困難

・無機フィラーへの接着を考えてセラミック修復物と同様の対応を行う．

CHECK!

現在では，汎用性が高いプライマーやレジン接着システムも開発されてきている．使用材料によって操作や術式が異なるので，必ずメーカー指示書に従って適切な被着体処理を行う．

Ⅵ．コンポジットレジン修復の臨床的特徴

A コントラクションギャップ

窩洞に充填されたコンポジットレジンは重合時に収縮し，歯質／レジン間の接着力とレジンの重合収縮力との間で“綱引き”が起こる．重合収縮力＞接着力の条件になると，歯質／レジン間に隙間が生じる．この隙間をコントラクションギャップという．

1）重合方式によるコントラクションギャップの差異

光重合型コンポジットレジンは，化学重合型コンポジットレジンよりコントラクションギャップが生じやすい．

2）重合収縮応力と窩洞形態との関係 よくでる

・重合収縮応力は，C-ファクター（c-factor），すなわち
接着面積／非接着面積（C 値）（c-value：configuration value）
によって大きな影響を受ける．

・レジンが窩洞に接着している面（接着面積）が大きいほど，C 値は大きくなり，重合収縮応力の影響を受けやすい．

・レジンが広い面積の窩壁と接着している1級窩洞や5級窩洞は，C 値が大きくなり，重合収縮応力の影響を受けやすい．

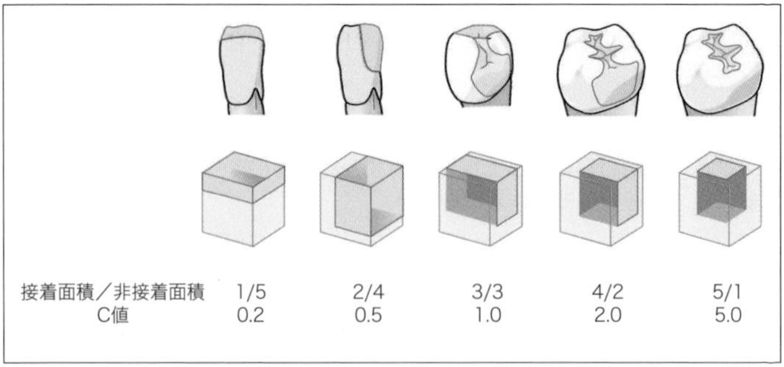

C 値と窩洞形態との関係概念図

3）唇（頬）・舌（口蓋）側壁が残存する 3 級窩洞修復への対応 よくでる

・光照射を唇（頬）側壁あるいは舌（口蓋）側壁を介して行い，いわゆる**歯質透過光**によって窩洞内レジンを重合硬化させる（重合収縮は光照射される方向に収縮するという特性を活かす）．

・窩縁部，窩壁部，窩底部のコントラクションギャップ発生を抑制する．

CHECK! コントラクションギャップの予防法と対応法

①予防法

・レジンの分割積層填塞〈レイヤリングテクニック〉

・フロアブルコンポジットレジン（低粘性レジン）の併用

・修復当日の研磨回避

・歯質透過光による窩洞内レジンの重合硬化

②対応法

・レジンインプレグネーションテクニックの活用

CHECK! レジンインプレグネーションテクニック

コントラクションギャップ，ホワイトマージン，エナメル質の微小亀裂などに対し，エッチング操作を経て，ボンディング材を浸透硬化させて封鎖すること．

B ホワイトマージン　よくでる

劈《へき》開性のエナメル質は脆弱で，エナメル小柱に沿って剥離しやすい．レジンの重合収縮応力に窩縁部のエナメル質が耐えられない場合は，窩縁のわずか外側に沿って亀裂が生じ，白線が出現する．この白線をホワイトマージンという（レジンとエナメル質との接着状態が必要条件）．

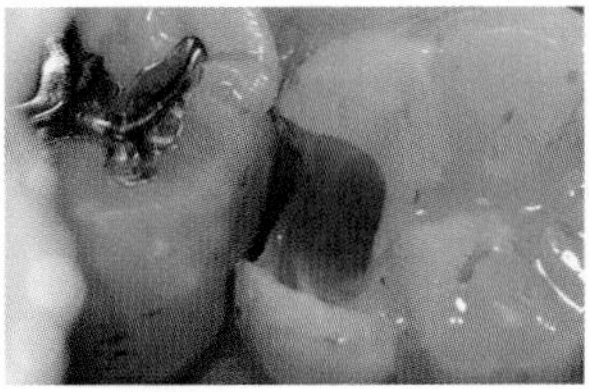

レジン塡塞前

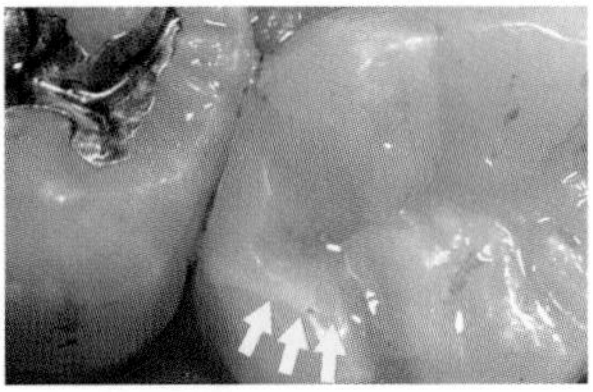

レジン塡塞後に生じたホワイトマージン（矢印）

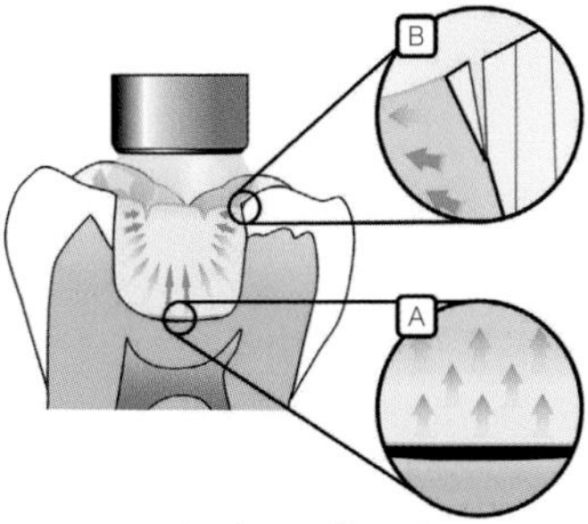

A：コントラクションギャップ

CHECK! ホワイトマージンの予防法と対応法

①レジンの予防法
- 修復当日の研磨回避
- エナメル窩縁部へのベベル付与
- 分割積層塡塞〈レイヤリングテクニック〉

②対応法
- レジンインプレグネーションテクニックの活用

C 耐摩耗性

- 最近のコンポジットレジンでは，摩耗が臨床的に問題となることは少ない．
- 一般的に，マイクロフィラー型，サブマイクロフィラー型，ハイブリッド型，セミハイブリッド型，ナノフィラー型は，従来型より耐摩耗性に優れている．

よくでる **対応法**：必要に応じて補修修復などを行う．

D 色調安定性

・最近のコンポジットレジンは色調安定性が向上しており，レジン自体の変色は少ない．

・修復物表面の気泡・研磨不足による粗糙面や窩縁外へのレジン溢出部は，飲食物などの色素が付着しやすい．

・レジン表面や歯質表面との辺縁部は，色素が付着しやすい．

よくでる

対応法：①形態修正，②研磨

・辺縁漏洩による辺縁性二次齲蝕や色素の浸入は，審美不良を生じやすい．

よくでる

対応法：①修復物の完全除去による再修復，②着色部や感染歯質の削除後に補修修復

E 歯髄刺激性

1）エッチング処理

（1）エナメル質

歯髄刺激性はない．

（2）象牙質

・過度のエッチングは，歯髄刺激を惹起させる可能性がある．

・作用時間を厳守する．

・処理後に十分な水洗を行う．

2）ボンディング処理（コンポジットレジン修復）

・残存象牙質の厚さが十分な場合や象牙細管が無機質の結晶で封鎖されている場合は，刺激が遮断されるため，歯髄に対する特別な配慮は必要ない．

・メーカーの操作指示を遵守する．

3）細菌

Brännström らの研究によって，レジン修復時の歯髄刺激の原因は，象牙細管への細菌侵入であることが判明した．

メカニズム

①コントラクションギャップの発生などにより辺縁漏洩が生じる．

②細菌がそのギャップを経て象牙細管内に進入する．

③二次齲蝕や歯髄炎の原因となる．

このメカニズムに加え，スミヤー層内の細菌，再発性齲蝕やレジン填塞前に窩洞内へ侵入した細菌なども歯髄刺激の原因であると考えられている．

Ⅶ．コンポジットレジン修復窩洞の特徴

項目	留意点
窩洞外形	・齲蝕部分を完全に除去した実質欠損形態とする． ・填塞や仕上げ研磨が容易かつ確実に行える部位に設定する． ・咬合圧が直接負荷されない部分に設定する． ・原則として予防拡大は行わない． ・歯肉側窩縁は歯肉縁上とする．
保持形態	基本的保持形態 ・歯質への接着を基本とする． ・エナメル質齲蝕：罹患エナメル質のみを除去 ・象牙質齲蝕：齲蝕検知液の併用によって感染部分を除去 ・箱形形成やアンダーカットの付与は不要である． ・エナメル質の可及的保存によって接着面を確保する． ・窩縁へのベベル付与➡エナメル小柱横断面の形成と接着面積の増加による接着力増強を期待する． 補助的保持形態 ・保持安定溝：くさび状欠損窩洞や根面窩洞における窩縁部に近い象牙質面に溝を付与する． ・ピンまたはポスト保持：崩壊の著しい歯に適用する．
抵抗形態	歯質に対する抵抗形態 ・遊離エナメル質は，内面をエッチングしてレジンと接着し，一体化することによって保存できる場合がある． 修復物に対する抵抗形態 ・修復物に十分な厚みをもたせる． ・窩縁外にフェザーエッジ状のはみ出しを生じさせない． ・窩縁部に対合歯との咬合接触を生じさせない．
便宜形態	・光照射，填塞，仕上げ研磨が行いやすい部位へ窩洞を開放する．
窩縁形態	・辺縁漏洩や辺縁破折の防止に重要である． ・エナメル質はできるだけ横断面となるように設定する．（接着力：横断面＞縦断面） ・臼歯部咬合面はノンベベル（またはラウンドベベル）とする．

CHECK!　ベベル

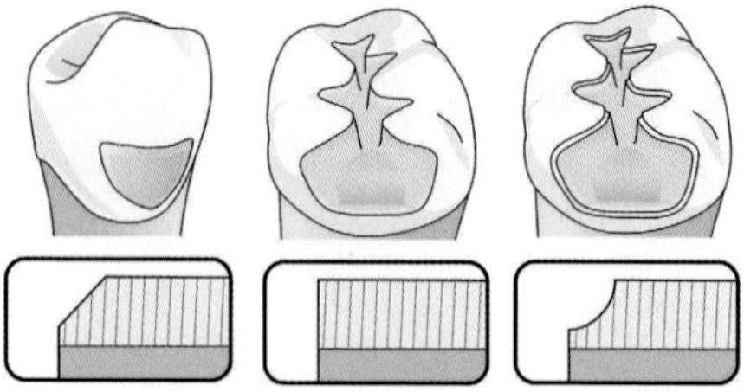

ストレートベベル　ノンベベル(バットジョイント)　ラウンドベベル

①ストレートベベル

・レジンが薄くなりやすい.

・エナメル質に横断面をつくりやすい.

・前歯部の唇・舌側面や臼歯部の咬合力が加わらない窩縁に応用する.

・4 級修復や前歯切縁破折症例

幅広にベベル形成する！

②ノンベベル（バットジョイント）

・縁端隅角は大きくなる.

・エナメル小柱は斜めに横断される.

・咬合力が負荷される臼歯部咬合面の窩縁に有用である.

・ホワイトマージンが生じやすい一条件となる.

③ラウンドベベル

・ストレートベベルより辺縁部に厚みが得られる.

・咬合力が負荷される臼歯部咬合面の窩縁や前歯部唇・舌側面の窩縁に適用できる.

Ⅷ．コンポジットレジン修復の手順

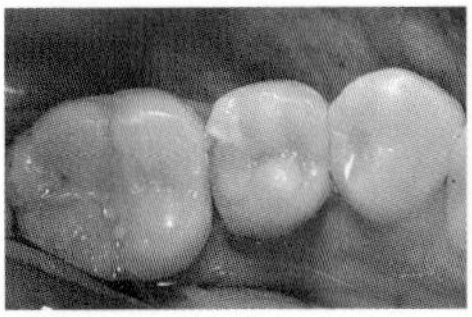
①初診時

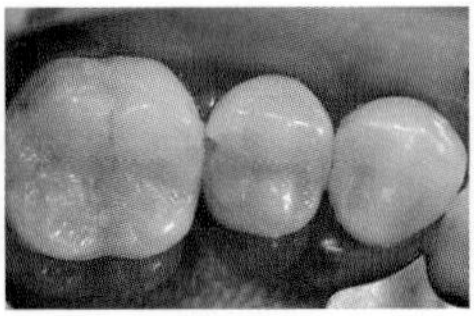
②ラバーダム法

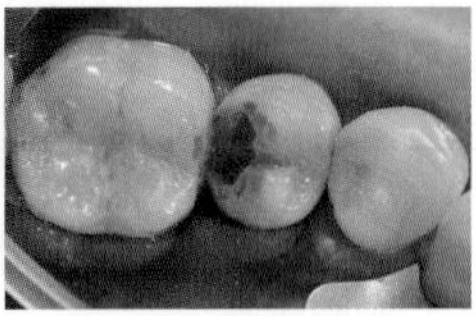
③齲蝕検知液を併用した感染歯質の除去

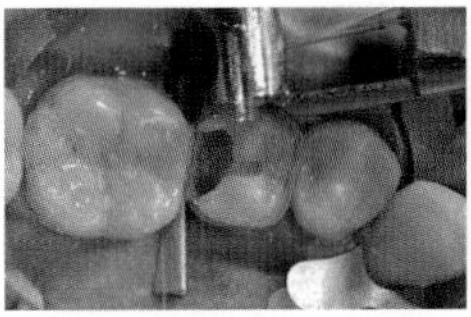
④隔壁の装着

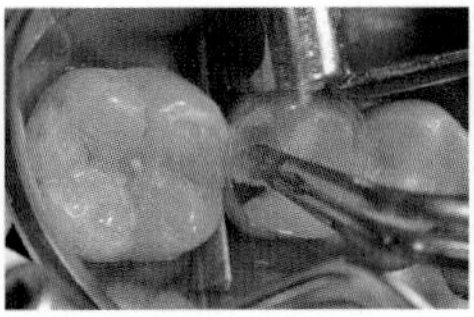
⑤歯面処理

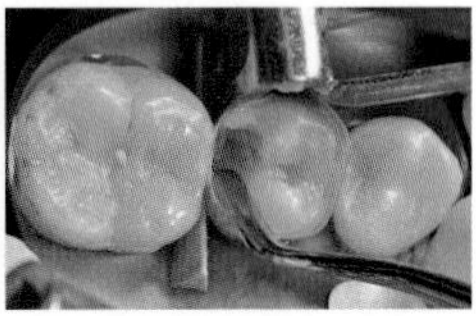
⑥コンポジットレジン塡塞

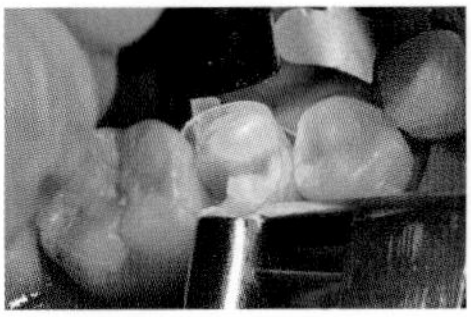
⑦歯質透過光による光照射

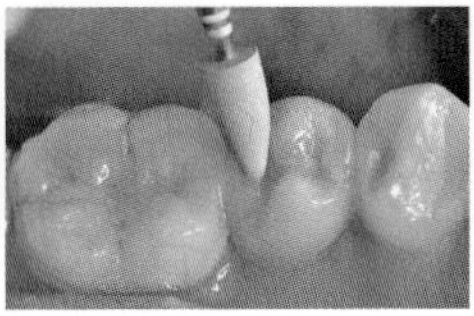
⑧仕上げ研磨

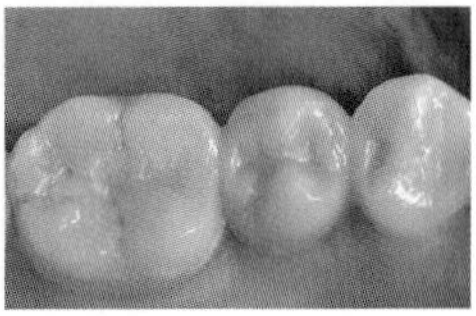
⑨術後管理

A 修復前の前準備

1）緊急を要する場合を除き，まず口腔衛生指導を行う

・歯周組織の状態が不良な場合，歯肉からの出血や歯周ポケットからの滲出液によって窩洞が汚染される．

・コンポジットレジンはプラークが付着しやすいため，口腔内清掃状態が不良な場合には，二次齲蝕の危険性が高まる．

2）口腔内環境の改善を経て修復処置を行う

必要に応じ，ブラッシング指導，プラークコントロール，スケーリング，着色や沈着物の除去などを行う．

B 修復時の前準備

1）歯面清掃，口腔内消毒

・ポリッシングブラシやラバーカップなどを用いて歯面清掃を行う．

・口腔内消毒を行い，術中の感染予防をはかる．

・切削による細菌の飛散を防ぎ，診療室内の汚染予防をはかる．

2）咬合検査

・コンポジットレジンは縁端強さが低いため，咬合状態に注意して，辺縁破折を生じさせないようにする．

・咬合紙を用いて，窩縁を対合歯と咬合接触させないよう窩洞外形を設定する．

3）除痛法

除去すべき感染歯質（齲蝕象牙質外層）は知覚を伴わないため，基本的に除痛は必要ないが，患者が痛みを訴える場合には，必要に応じて行う．

4）シェードテイキング（色合わせ） よくでる

・短時間で行う．

・ラバーダム装着前に行う．

・歯面を濡らした状態で行う．

・明るい自然光の下で行うことが望ましい．

5）術野の隔離（防湿）

ラバーダム法を行う．

⇒修復歯が１本であっても，患歯を含む多数歯露出によって広い術野の確保ができる．

⇒レジンの賦形時に隣接歯や反対側同名歯の解剖学形態を参考にできる．

6）歯間分離 よくでる

隣接面齲蝕の検査や修復操作などを行いやすくするため，歯間分離を行う．

⇒隣接歯との分離によって，隣接面の検査や器材の直達が容易になる．

⇒窩洞形成時に隣接歯や歯間乳頭の損傷が防止できる．

⇒隔壁の厚みを補償し，接触点の確実な回復が行える．

7）歯肉排除

窩縁が歯肉に近接していたり，歯肉縁下の修復は予後不良となりやすいため，歯肉排除を行う．

➡歯周溝からの滲出液や歯肉からの出血による窩洞汚染を防止できる．

➡等高平坦なレジンの塡塞が行いやすい．

8）圧子の調整

解剖学的形態の再現をはかるため，透明な材料を用いて圧子を製作・調整する．

➡レジン塡塞後の加圧によって窩壁とレジンを密着させる．

➡最表層レジンの酸素による低重合層の発生を抑制できる．

➡賦形や仕上げ研磨が容易になる．

C 窩洞形成

1）齲窩の開拡

・エアタービン装着のラウンド型・ペア型ダイヤモンドポイントやペア型カーバイドバーを用いて注水下で行う．

・齲蝕はエナメル象牙境に沿って側方に広がり，穿下性に進行するため，まずエナメル象牙境に沿って側方へ進行した罹患歯質を完全に除去することで，齲窩の大きさが予測でき，また視野の確保と操作が容易となる．

よくでる

・隣接面の齲窩では，開拡前のプレウェッジ（→ p.69 参照）によって直視直達が容易になる．

2）感染歯質の除去

・鋭利なスプーンエキスカベーターやマイクロモーター装着のスチールラウンドバーによる低速回転で行う．

・齲蝕象牙質外層を選択的に除去する．

➡齲蝕象牙質内層・外層の鑑別指標：齲蝕検知用液，硬さ，色など

D 歯髄保護

1）残存歯質の厚みが十分な場合

歯髄保護処置は必要ない．

2）歯髄に齲窩が近接している場合

暫間的間接覆髄法（IPC 法）（→ p.66 参照）を行う場合がある.

3）不顕性露髄が疑われる場合や偶発的な露髄が生じた場合

・窩洞を次亜塩素酸ナトリウム水溶液と過酸化水素水で交互洗浄する.

・水酸化カルシウム系セメント，リン酸カルシウム系セメント，MTA セメントで覆髄し，デンティンブリッジ（被蓋硬組織）の形成促進をはかる.

・酸化亜鉛ユージノールセメントの使用はレジンの重合阻害を生じるため禁忌である.

E コンポジットレジンの塡塞

1）隔壁の準備

隣接面を含む複雑窩洞は，隔壁を装着し，窩洞を単純化する.

2）接着操作

・コンポジットレジン自体には接着性がないため，メーカー指示書に従い歯面処理を行う.

・歯面処理中に唾液や血液などによって窩洞が汚染された場合は，微切削によって新鮮面を得た後に，再び歯面処理を行う.

3）塡塞

(1) 深い窩洞

・重合収縮応力の緩和を目的に，フロアブルコンポジットレジンを象牙質面に一層塗布・硬化した後，修復用コンポジットレジンを塡塞する.

・重合収縮応力の緩和と審美性向上を目的に，積層法（レイヤリングテクニック）によって修復用レジンの塡塞を行う.

(2) 歯頸部の窩洞

低い弾性係数を有するフロアブルコンポジットレジンを用いると，レジンの“しなやか”な変形によって，窩洞界面における接着破壊を抑制できる.

4）賦形

・器具をレジン側から歯質側へ軽く叩くようにしながら移動させる.

・レジンを窩縁部にわずかに被覆（ラップジョイント）させる.

・解剖学的な賦形に努める．

・圧子を併用する場合は，填塞レジンの上から圧接する．

5）光照射

よくでる

・歯質透過光による窩洞内レジンの重合硬化をはかり，窩壁面におけるコントラクションギャップの発生を抑制する．

・患者，術者，アシスタントは遮光板や保護用メガネで目を保護する．

F 咬合調整，形態修正，仕上げ研磨

・当日は咬合調整にとどめ，形態修正および仕上げ研磨は次回来院時（24時間以上経過後）に行う．

・当日は重合反応が完全に終了しておらず，重合収縮応力が界面に作用しており，ボンディング材層やコンポジットレジン内には歪みが生じている．➡吸水作用による接着界面の重合収縮応力の緩和を期待する．

手順

①当日はダイヤモンドポイント，ホワイトポイント，カーバイドバー，レジンナイフなどを用いて，窩縁から大幅に溢出したレジンの除去と咬合調整にとどめる．

②次回来院時の形態修正には，超微粒子ダイヤモンドポイント，ホワイトポイントなどを用いて，摩擦熱の発生を防止するため，注水下で行う．

③仕上げ研磨には，修復部位に応じて研磨用ディスク，シリコーンポイント，ストリップスなどを用いて，目の粗いものから細かいものへ順次行う．

④仕上げ研磨は，窩縁に対して直角，かつ回転方向を修復物側から歯質側となるよう操作する．

G 術後管理

1）術後数日以内

歯髄の状態，咬合状態，色調の調和などを検査する．

2）6か月または1年ごとの定期検診

辺縁適合性，二次齲蝕の有無，摩耗状態，修復物や歯質の破折の有無，色調の調和，歯髄の状態などを検査する．

Ⅸ．修復に役立つ器材

A 光照射器

1）ハロゲン光照射器

・ハロゲンランプを光源とする．

・開発当初の可視光線照射器である．

・光強度は高めであるが，発熱や消費電力が高い．

2）LED 光照射器

・light emitting diode（発光ダイオード）を光源とする．

・現在主流の照射器である．

・コードレスで，発熱や消費電力が低く，寿命が長い．

・高出力型や多機能型の製品が市販されている．

B 照射筒

窩洞が深い症例や歯質透過光による窩洞内レジンの重合硬化には，照射筒ファイバーの“絞り込み加工”によって従来型照射筒より照射強度の高い光を供給できる集光型（ターボ型）照射筒の利用が効果的である．

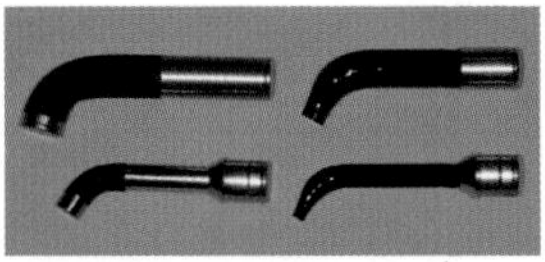

従来型照射筒（左）と
集光型（ターボ型）照射筒（右）

C 回転切削器具

MI に基づく修復を行うため，齲窩の開拡，罹患象牙質の除去を含め，小型化された回転切削器具を活用する．

D 隔壁

・複雑窩洞，特に隣接面を含む症例に際し，窩洞の単純化をはかる．

・基本的にはリテーナー，マトリックス，ウェッジを用いる．

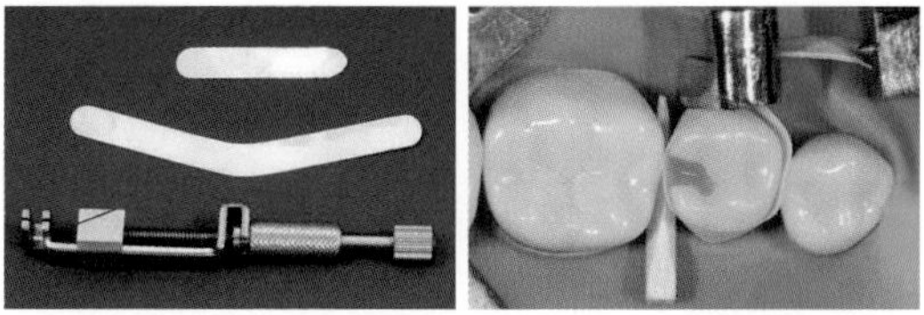

トッフルマイヤー型マトリックスリテーナー，マトリックスバンドおよびウェッジを用いた隔壁

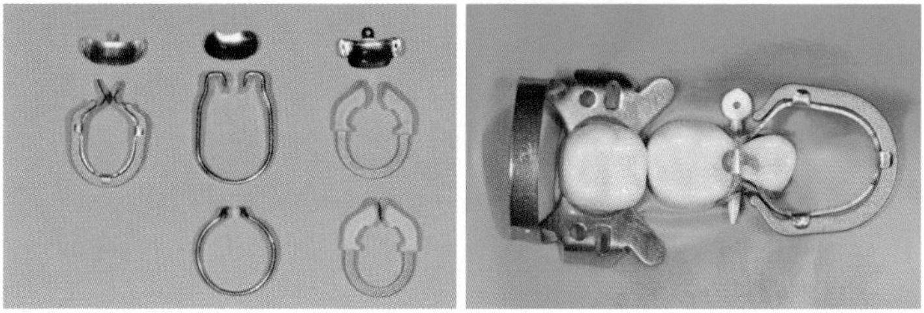

リング状リテーナー，セクショナルマトリックスおよびウェッジを用いた隔壁

E 圧子

・塡塞したコンポジットレジンの上から，解剖学的形態を再現した既製および自家製の透明材料による圧子を圧着させることによって，窩洞への緊密充塡と周囲歯面との等高平坦化をはかる．

・歯頸部窩洞：サービカルマトリックス

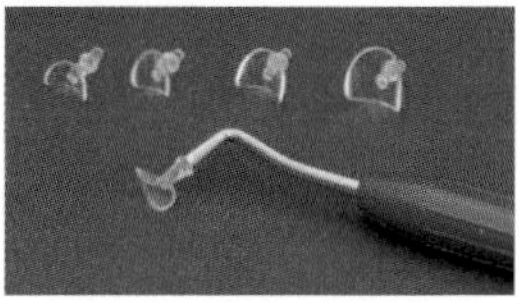

サービカルマトリックス

F 光導型ウェッジ（プラスチック製〈透明〉ウェッジ）

歯間分離と同時に，透明ストリップスの歯肉側窩縁への圧着と隣接面歯頸部の塡塞レジンをウェッジ三角面からの光放射によって重合硬化できる．

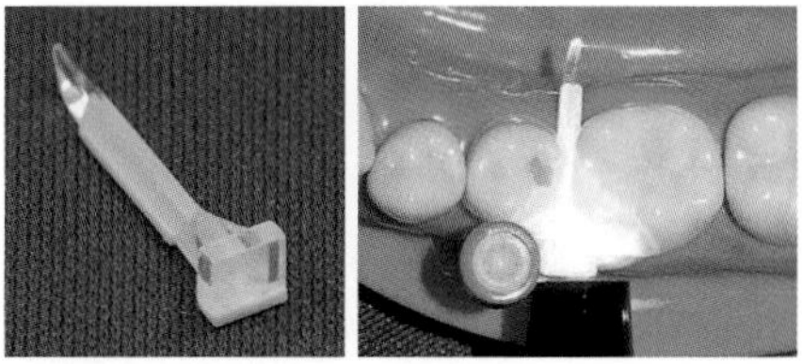

光導型ウェッジ

症例に応じた代表的な使用器材

操作	器材	前歯隣接面・唇側舌側面複雑窩洞（３級複雑窩洞）
歯間分離	アイボリーのシンプルセパレーター	○
	フェリアーのセパレーター	○
	エリオットのセパレーター	
	ウェッジ（木製・光導型）	○
歯肉排除	ラバーダムクランプ (アイボリー／ハッチのクランプ, ラビアル／サービカルクランプ)	
	ウェッジ（木製・光導型）	
	綿糸	
	ガムリトラクター	
齲窩の開拡	ウェッジ(プレウェッジ：木製, プラスチック製〈光導型〉)	○
	ラウンド型・ペア型ダイヤモンドポイント	○
	ペア型カーバイドバー	○
感染歯質の除去	スプーンエキスカベーター	○
	スチールラウンドバー	○
隔壁	トッフルマイヤー型マトリックスリテーナー	
	リング状リテーナー	
	セクショナルマトリックス	
	透明ストリップス	○
レジン塡塞	圧子（既製・自家製）	
	コーナーマトリックス	
光照射	従来型照射筒	○
	集光型（ターボ型）照射筒 特に有効	○
咬合調整	咬合紙	○
	ダイヤモンドポイント	○
	ホワイトポイント	○
	カーバイドバー	○
	レジンナイフ	○
形態修正	咬合紙	○
	超微粒子ダイヤモンドポイント	○
	ホワイトポイント	○
仕上げ研磨	研磨用ディスク	○
	シリコーンポイント	○
	研磨用ストリップス	○

症例			
前・臼歯歯頸部窩洞（5級単純窩洞）	前・臼歯小窩裂溝窩洞（1級単純・複雑窩洞）	臼歯咬合面隣接面複雑窩洞（2級複雑窩洞）	前歯隣接面隅角包含窩洞（4級窩洞）
			○
		○	○
		○	
		○	○
○			
		○	
○		○	
○			
		○	○
○	○	○	○
○	○	○	○
○	○	○	○
○	○	○	○
		○	
		○	
		○	
		○	○
○	○		
			○
○	○	○	○
	○	○	
	○	○	○
○	○	○	○
○	○	○	○
○	○	○	○
○	○	○	○
	○	○	○
○	○	○	○
○	○	○	○
○		○	○
○	○	○	○
		○	○

Chapter 15
グラスアイオノマーセメント修復

Check Point

・適切なグラスアイオノマーセメントの選択を行うために，従来型およびレジン添加型グラスアイオノマーセメントの組成および硬化機序を知り，各セメントの特徴を理解する．
・的確なグラスアイオノマーセメント修復を実施するために，従来型およびレジン添加型グラスアイオノマーセメントによる修復法を比較し，その適応症・禁忌症，修復手順および修復以外の用途を理解する．

Ⅰ．グラスアイオノマーセメントの特徴

A グラスアイオノマーセメントとは

・ポリアクリル酸（液）とフルオロアルミノシリケートガラス（粉）を主成分とするセメントである．
・修復，合着，裏層，予防塡塞など多様な目的に用いられる．
・従来型セメントにレジン成分を添加した，レジン添加型グラスアイオノマーセメントもある．

B グラスアイオノマーセメントの性質

1）機械的性質

脆性材料であり，大きな外力の加わる部位には適用できない．

2）熱膨張係数

約 13×10^{-6}/℃であり，歯質（11.4×10^{-6}/℃）と近似している．

3）審美性

・歯冠色を呈する．

・練和，混和時の気泡混入が避けられないため，コンポジットレジンには劣る．

4）感水性

・初期硬化段階のグラスアイオノマーセメントに水が触れると硬化阻害を起こし，白濁および機械的性質の低下が生じる．

・硬化後も極度に乾燥すると離水し，亀裂による白濁が生じる．

・填塞後および硬化後にバーニッシュ塗布を行うことで，感水を防止する．

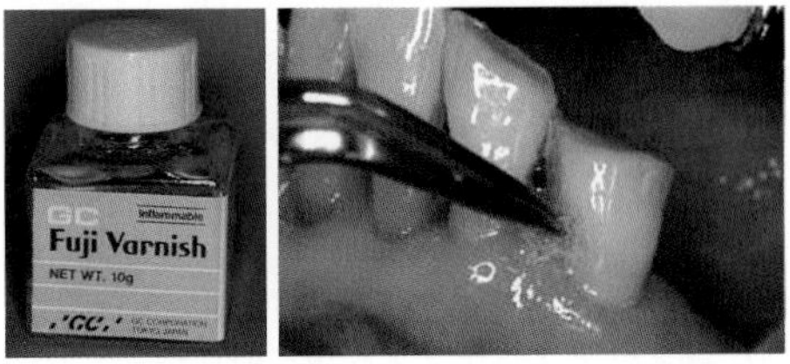

バーニッシュ塗布

5）歯髄為害性

・液成分の pH は 1 ～ 2 と低いが，硬化により急速に上昇するため歯髄刺激性は少ない．

・接着性を有するため，微小漏洩のリスクは低い．

6）歯質接着性

・液成分中のカルボキシ基によって歯質および歯科用合金に接着する．

・水分や汚染の存在下でも接着に問題が生じにくい．

・レジン添加型グラスアイオノマーセメントでは，象牙質に樹脂含浸層が形成される．

7）フッ化物徐放性

・粉成分のフルオロアルミノシリケートガラスからフッ化物イオンが徐放される．

・再石灰化を促進し，抗齲蝕性（耐酸性向上，細菌発育抑制）を発揮する．

8）フッ化物の取り込み（リチャージ）

・セメント内部のフッ化物量の低下により，フッ化物イオン溶出量は経時的に低下する．

・フッ化物の局所応用によってセメント内部へのイオン取り込みを行うことで，溶出量を回復できる.

C グラスアイオノマーセメント修復の特徴

1）グラスアイオノマーセメントの長所

・多少の水分や汚染が存在しても接着する.

・抗齲蝕性，再石灰化能を有する.

2）グラスアイオノマーセメントの短所

・脆性材料である.

・感水，乾燥により白濁する.

3）コンポジットレジン修復との比較

歯冠色成形修復においては，審美性・機械的性質などから主にコンポジットレジン修復が第一選択とされるが，症例によってはグラスアイオノマーセメント修復を選択する場合がある.

➡防湿が困難な症例，齲蝕リスクの高い患者

グラスアイオノマーセメント修復の特徴（コンポジットレジン修復との比較）

長所	短所
・歯質・金属との接着性がある ・親水性で歯質とのなじみがよい ・抗齲蝕性を示す ・再石灰化への寄与が期待できる ・温度変化による体積変化が小さい	・機械的強度が低い ・審美性に劣る ・硬化初期に感水性がある（従来型） ・硬化後の乾燥に弱い（従来型）

D グラスアイオノマーセメント修復の適応症と禁忌症

適応症	禁忌症
・3 級窩洞 ・5 級窩洞 ・くさび状欠損 ・根面齲蝕 ・乳臼歯 1 級・2 級窩洞 ・フィッシャーシーラント ・ART 法	・4 級窩洞 ・2 級窩洞（単純窩洞であれば適応） ・咬頭被覆症例 ・切縁破折症例 ・唇面の広範囲の修復

CHECK! ART 法：非侵襲的修復法 よくでる

・治療環境・機器の制約が厳しい発展途上国などで主に応用される.
・無麻酔下で手用切削器具によって可及的に齲蝕を除去した臼歯部窩洞を，従来型グラスアイオノマーセメントで修復する.
・グラスアイオノマーセメントの歯質接着性と抗齲蝕性を利用している.
・近年の高強度充填用グラスアイオノマーセメントの開発により，大きな齲蝕に対する ART 法の応用が可能となった.

E 修復以外の用途

1）フィッシャーシーラント用

乳歯および幼若永久歯の小窩裂溝を封鎖する.

2）合着用

間接修復物の装着に用いる.

3）ライニング用

実質欠損の歯髄近接症例において，象牙質・歯髄複合体を保護する.

4）ベース，支台築造用

実質欠損が大きい歯の修復では，窩洞・支台歯形成のため歯質を補填・補強する.

5）サンドイッチテクニック

グラスアイオノマーセメントによるベース，ライニング後，コンポジットレジンにより修復する手法である．各材料の物性・接着性向上のため，応用頻度は低下している.

Ⅱ．グラスアイオノマーセメントの組成と硬化機序

A 従来型グラスアイオノマーセメント

1）組成

（1）粉末成分

フルオロアルミノシリケートガラス

組成中のフッ化物により操作時間を延長！

(2) 液成分

①ポリカルボン酸水溶液（アクリル酸・イタコン酸・マレイン酸共重合体），②酒石酸

酒石酸（液）により硬化のシャープ化（硬化反応のコントロール）

2）硬化機序

酸–塩基反応

B レジン添加型グラスアイオノマーセメント

1）組成

(1) 粉末成分

①フルオロアルミノシリケートガラス，②重合開始剤（化学）：BPO

(2) 液成分

①ポリカルボン酸水溶液，②酒石酸，③レジン成分：HEMA，UDMA，機能性モノマー，④重合開始剤（光）：カンファーキノン，⑤重合促進剤：第3級アミン

2）硬化機序

酸–塩基反応（混和）

化学重合反応（混和）

光重合反応（光照射）

Ⅲ．グラスアイオノマーセメント修復の手順

A 窩洞外形

・予防拡大の必要はない．

・外形は円滑な曲線とする．

・窩縁はバットジョイントとする．

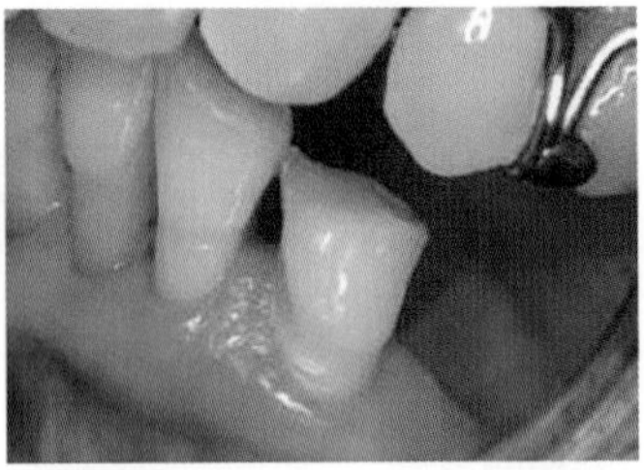

窩洞外形

B 隔壁（マトリックス）

レジン添加型の場合は光透過性のプラスチック製隔壁を用いる.

C 歯面処理

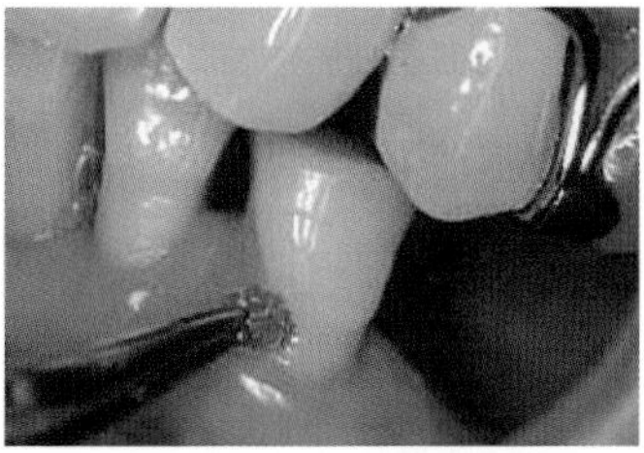
ポリアクリル酸による歯面処理

・従来型では必要ないが，処理することによって接着性が向上する.
・レジン添加型では，ポリアクリル酸塗布➡水洗➡乾燥による歯面処理が必要である.
・機能性モノマーを含む前処理剤も登場している.

D 練和

1）粉液の計量

機械的強度に影響するため正確に計量する.

2）練和

プラスチック製スパチュラを用いて，紙練板上で手早く練和する.

E 塡塞

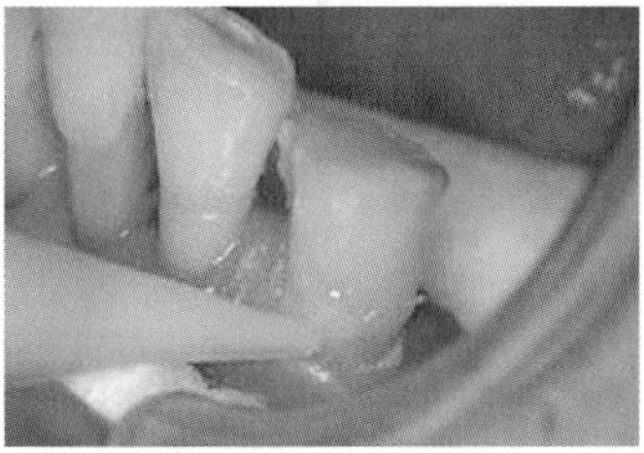
セメントの塡塞

気泡の混入による審美性の低下に留意する.

1）光照射（レジン添加型）

重合反応により，即時硬化する.

2）バーニッシュ塗布（従来型）

初期硬化中の感水を防ぐ.

F 形態修正

・手用器具による余剰部分の除去にとどめ，バーニッシュを塗布する．

・レジン添加型の場合は，回転切削器具も使用できる．

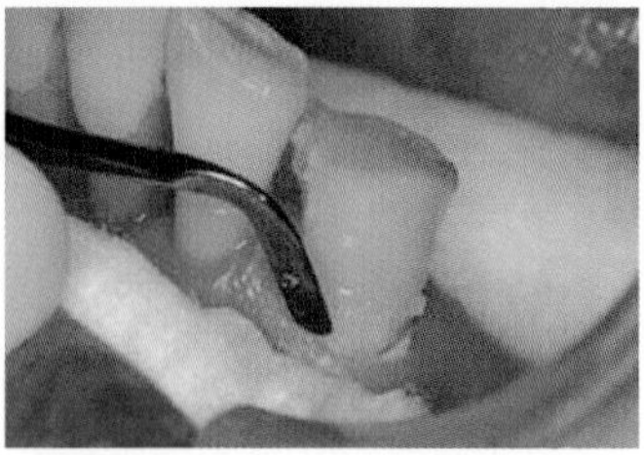

形態修正

G 仕上げ研磨

注水下で行い，研磨後，再びバーニッシュを塗布する．

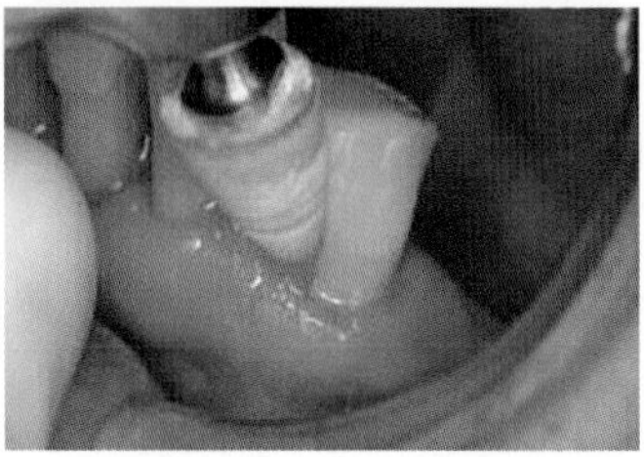

仕上げ研磨

歯科用アマルガム修復

アマルガムとは，水銀と銅・銀・スズなど金属粉末との合金の総称である．機械的強度と良好な操作性を有することから，歯冠修復材料，支台築造材料，歯根端切除術時の根尖封鎖材料として用いられた．優れた修復材料の1つであるが，組成に水銀を含むことから，環境問題への配慮もあり，現在日本ではほとんど使われることはない．

CHECK! 歯科用アマルガム修復物の除去 よくでる

過去に充填されたアマルガム修復物を除去する際には，
①ゴーグル，マスク，グローブなどの個人防護具を着用する
②口腔内バキュームや口腔外換気装置を使用して飛散を防ぐ
③ラバーダム法を行う
④水銀蒸気の発生防止のため注水下で切削し，切削量は最小限にとどめ，一塊として除去する
⑤除去後の材料は，水を入れた専用容器に回収し，保管する
といった点に留意して行う．

直接金修復

“圧を加えると容易に一体化する”という純金の凝集性を利用し，金箔や粉末金を直接窩洞に充塡する修復法である．焼還という操作で凝集性を活性化した純金材料を窩洞内に圧接し，槌打して固着させるという動作を繰り返し，窩洞全体に塡塞を行う．純金はきわめて優れた展延性を有するため，緊密に窩洞へ適合し，経年後も辺縁の密着性が担保されるという長所がある．一方，金属色であること，槌打操作による患者の不快感が非常に大きいことなどから，現在の臨床応用は限られたものとなっている．

Chapter 16

メタルインレー修復

Check Point

- 適切なメタルインレー修復を行うために，以下の事項について身に付ける．
- 鋳造修復の特徴を知り，歯科用鋳造用金属の種類と組成について理解する．
- 窩洞形態と形成法について理解する．
- 印象材の分類，特徴，印象法を認識し，さらに作業用模型の種類，特徴，製作方法について理解する．
- インレーワックスの所要性質，調整法，組成を認識し，さらに埋没材の前準備，種類，特徴や埋没法の種類，特徴を理解する．
- 各種鋳造法，鋳造収縮，鋳造欠陥について知り，さらに鋳造体の研磨法・合着法を身につける．

Ⅰ．メタルインレー修復の特徴

- 口腔外において窩洞に適合する金属修復物を製作し，セメントで窩洞に合着する修復方法である．
- メタルインレーは一般的にロストワックス法とよばれる鋳造技術によって製作される．

Ⅱ．歯科用鋳造用金属の種類

各種歯科用鋳造用金属の組成と特徴

種類		組成・特徴
金合金		・化学的に安定で，展延性に優れる． ・純金の機械的強度を補うため，他の金属と合金化して用いる． ・組成・用途によってタイプ 1 〜 4 に分類される． ・タイプ 3，4 は熱処理が有効である． ・融点は 900 〜 1,000℃である．
銀合金	金銀パラジウム合金	・保険診療において頻用される． ・金 12% 以上，銀 40% 以上，パラジウム 20% 以上と規定される． ・タイプ 3 金合金に近似し，熱処理が有効である．
	鋳造用銀合金	・銀を 60% 以上含有する． ・機械的性質が低く，経年変化で黒変する． ・支台築造や乳歯の修復に用いられる．
その他	ニッケルクロム合金	・ニッケルアレルギーの問題があり，あまり使用されない．
	コバルトクロム合金	・融点が高く，鋳造収縮が大きい． ・歯冠修復よりも義歯床やクラスプによく用いられる．
	チタン合金	・鋳造困難であるが，純チタン鋳造冠が保険導入されている． ・CAD/CAM を用いた切削加工により臨床応用が進んでいる． ・義歯床やブリッジのフレーム，インプラントによく用いられる．

Ⅲ．メタルインレー修復の適応症

・審美性の問題を許容できるのであればすべての窩洞に応用できる．

・大きな応力の加わる部位に特に適している．

1）長所

・複雑な形態の実質欠損に応用できる．

・各回のチェアタイムが短い．

・隣接面形態，接触点形態を正確に回復できる．

・機械的強度が大きいため，窩縁を被覆し保護できる．

・連結修復物の支台としての応用も可能である．

2）短所

・複数回の来院が必須となる．

・アンダーカットが許容されないため，歯質削除量が多い.
・セメントによる層が形成される.
・複雑な技工操作が必要である.
・修復物が金属色である.
・熱，電気の良導体であるため歯髄保護処置が必要となる.

Ⅳ．メタルインレー窩洞の特徴

A 窩洞外形

・外形は円滑な曲線とする.
・齲窩の範囲に加えて不潔域を予防拡大する.
・歯肉側窩縁は歯肉縁下 0.5 ～ 1.0 mm に設定する.

B 保持形態

1）基本的保持形態

・箱形を基本とする.
・窩底は健全象牙質 0.5 ～ 1.0 mm の深さに設定する.

2）補助的保持形態

・側方脱出力や転覆に対抗するため付与する.
・階段，鳩尾形，溝，小窩，ピンなどがある.

C 抵抗形態

・修復物に対する抵抗形態は不要である.
・歯質に対しては，菲薄部を金属で被覆して保護する.

D 便宜形態

・側壁の外開き：テーパー 1/10 ～ 4/10 程度
・咬合面側（抽出方向）への窩洞開放：インレー体の着脱
・凸隅角の整理（円滑化）：模型鋭縁部の摩滅回避，気泡迷入の回避

E 窩縁形態

・エナメル質窩縁の 1/3 幅に窩縁斜面を付与する．（→ p.59 参照）

・窩縁隅角は 135° を基本とする．

V．窩洞形態と形成法

A 1 級窩洞

・近年ではコンポジットレジン修復で対応することが多い．

・頰・舌側を含む広範囲に及ぶ場合や，強大な咬合圧がかかる場合に適用する．

B 2 級窩洞

・メタルインレー修復の最適応となる．

・隣接面の削除方法でスライスタイプ（形成が容易），ボックスタイプ（歯質削除量および金属露出が少ない）に大別される．

C アンレー窩洞

・臼歯咬合面の広範な欠損に対応する窩洞である．

・機能咬頭で 1.5 mm，非機能咬頭で 1.0 mm の修復物の厚さが確保できるように形成する．

Ⅵ. メタルインレー修復の手順

①齲蝕除去後の患歯に窩洞を形成し，印象採得を行う．

②作業用模型を調整し，ワックスを用いた修復物形態（ワックスパターン）を製作する．

③ワックスパターンに金属流入路（スプルー線）を付与し，耐火埋没材によって鋳造リングに埋入する．

④鋳造リングの加熱によりワックスパターンを焼却し，鋳型を得る．

⑤鋳型に融解した金属を流し込み，冷却を経て，ワックスパターンと同型の鋳造体（インレー体）を得る．

⑥インレー体を調整して窩洞に適合させ，研磨する．

⑦セメントを用いて窩洞に合着する．

A 印象採得

1）印象材の性質・用法

主に弾性印象材が用いられる．

(1) ハイドロコロイド印象材

水が硬化反応の主体となる印象材である．

①寒天印象材

・加熱によりゾル化（液状化），冷却によりゲル化（固形化）する可逆性印象材である．

・水分吸収で膨張（膨潤）し，乾燥で収縮（離液）する．

②アルジネート印象材

・水とアルギン酸塩，石膏が反応してアルギン酸カルシウムを析出し，硬化する不可逆性印象材である．

・安価で取り扱いが容易である．

・細部再現性が低く，歪みが生じやすい．

(2) ゴム質印象材

重合反応により硬化するゴム質の印象材である．

①ポリサルファイドゴム（チオコールゴム）印象材

・イオウを含み，重合硬化反応により水が生成する．

・現在はほとんど用いられない．

②シリコーンゴム印象材

・縮合型：寸法安定性にやや劣る．

・付加型：寸法安定性を改善したシリコーンゴム印象材．
薬液浸漬消毒が可能となった．

・親水性付加型：窩洞や石膏とのぬれ性を改良した付加型シリコーンゴム印象材

③ポリエーテルゴム印象材

・寸法精度がきわめて良好で，親水性である．

・非常に硬くなるため，口腔からの撤去が困難である．

2）印象法

(1) 単一（単層）印象法

・1 種類の印象材を用いる印象法である．

・容易であるが，各印象材の有する欠点を補償できない．

(2) 連合（積層）印象法

①積層一回法

・寒天-アルジネート連合印象，シリコーンゴムのダブルミックス印象が代表的

・各印象材の長所を活かし，短所を補うことで，良好な精度が得られる．

・短時間で行えるが，操作がやや煩雑である．

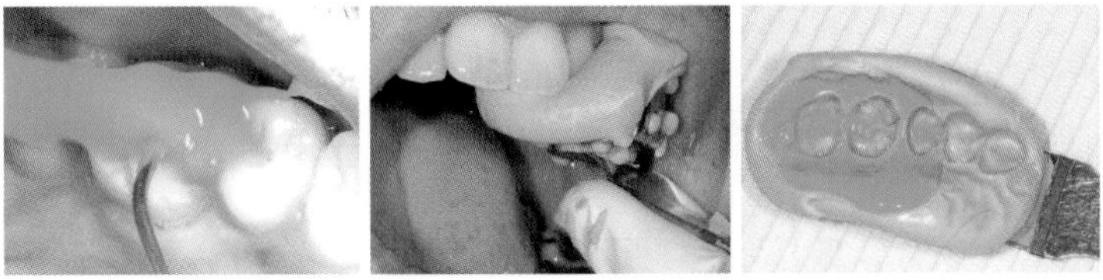

①窩洞へ寒天を注入する．　②寒天が硬化する前にアルジネートを圧接する．　③印象採得後

寒天-アルジネート積層一回印象法

②積層二回法

・概形印象としてのスペーサーを介した一次印象と，最終印象としての二次印象からなる．

・一次印象にはパテタイプ，二次印象にはインジェクションタイプが用いられる．

・処置に要する時間は長いが，確実に高い精度を得ることができる．

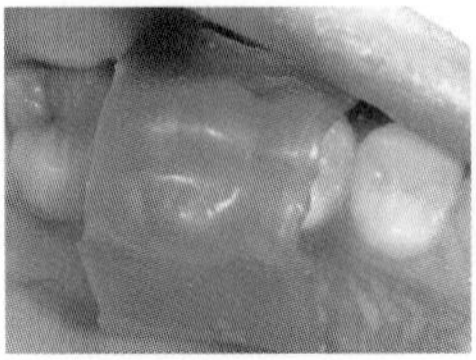

①スペーサーの設置

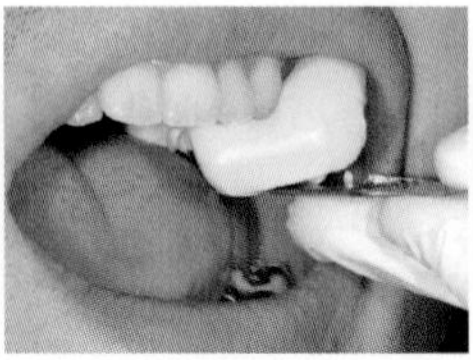

②パテタイプによる一次印象

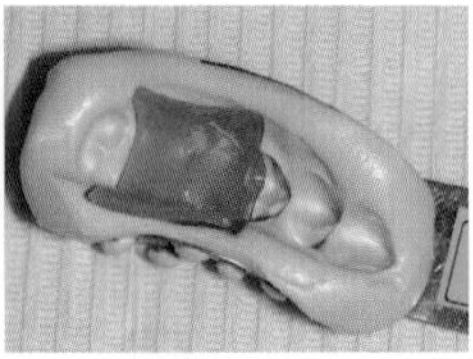

③一次印象後

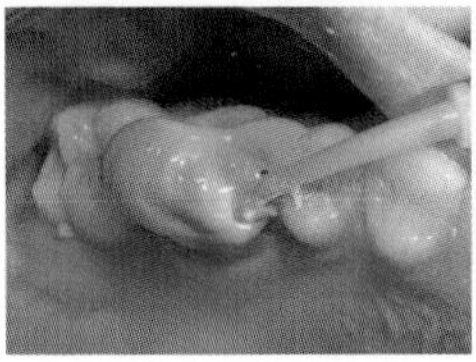

④窩洞へインジェクションタイプを注入する．

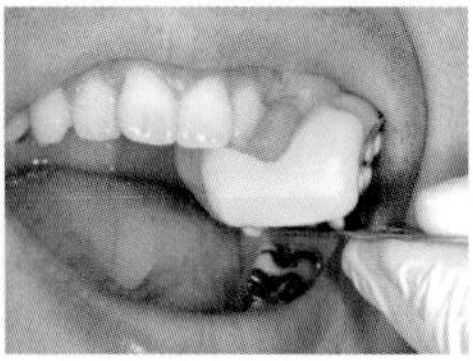

⑤スペーサーを除去し，一次印象を圧接する．

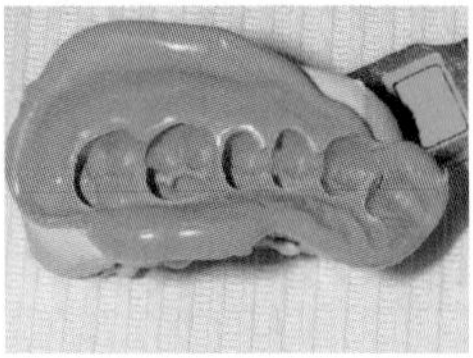

⑥二次印象採得後

シリコーンゴム印象材積層二回印象法

B 咬合採得

・窩洞を含む歯列と対合歯との咬合関係を印記する．

・バイトワックスや専用のシリコーンゴム印象材が用いられる．

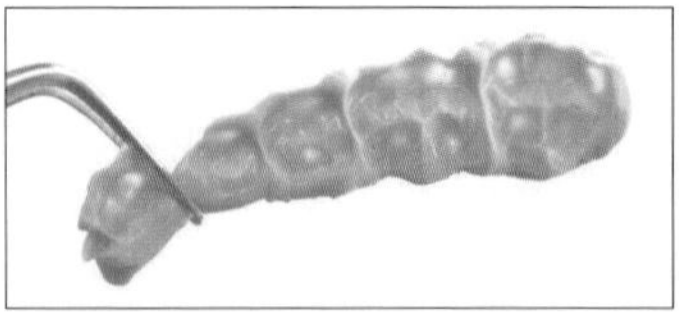

シリコーンゴム印象材による咬合採得記録

C 模型製作

ワックスパターン調整のために印象に石膏を注入し，窩洞部分（歯型）を含む作業用模型を製作する．

1）副歯型法

作業用模型のほかに，隣接面調整などのための副歯型を製作する．

2）歯型可撤式模型法

ダウエルピンなどを付与し，模型歯列から歯型を取り外すことが可能である．

3）歯型分割式模型法

ガイド溝のついたトレーに装着した後に歯型部分を分割することで，元の位置関係に復元できる．

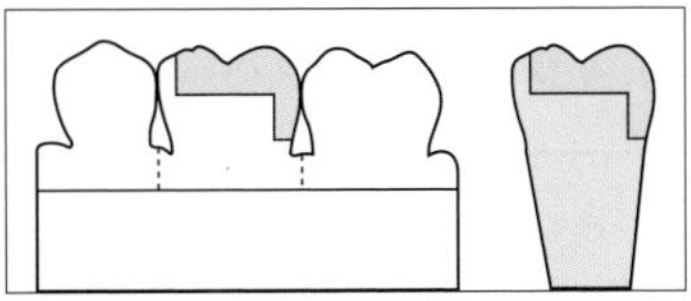

作業用模型（左）と副歯型模型（右）

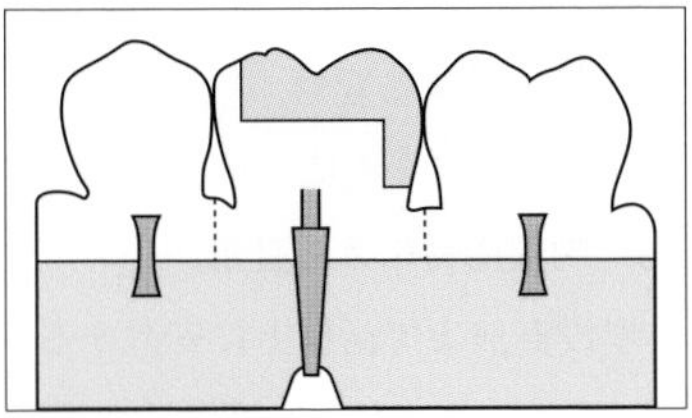

歯型可撤式模型

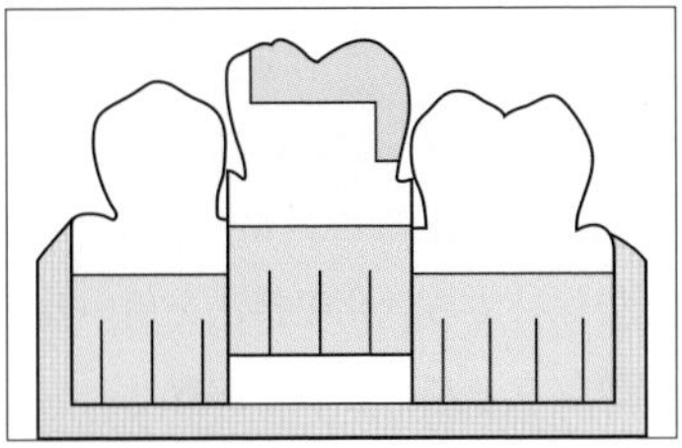

歯型分割式模型

D ワックスパターン調整法

・ワックスでつくられる鋳造修復物の原型をワックスパターンという．
・ワックスパターンの調整作業をワックスアップという．
・ワックスアップは，かつては直接口腔内で行う直接法も行われていたが，現在は作業用模型上で行う間接法が主流である．

1）インレーワックスの所要性質

・室温よりもわずかに高めの温度で軟化し，窩洞の隅角部まで正確に到達できる．
・容易に彫刻でき，作業用模型や歯の窩壁および器具に付着しにくい．
・ワックスを焼却した後，鋳型内に残渣が残らない．

2) インレーワックスの組成

パラフィン (60～75%)，カルナウバワックス，セレシン，蜜ろうなど

3) ワックスパターンの変形とその防止法

(1) 温度による変形

熱膨張率が大きいため，温度変化を最小限にする.

(2) 外力による変形

強度が小さいため，埋没終了まで注意を要する.

(3) 内部応力による変形

埋没直前まで歯型上に安置する.

4) ワックスパターン調整法の手順

①分離材の塗布

模型に界面活性剤を含むワックス分離材を塗布する.

②インレーワックスの軟化と圧接

内側性であるインレーには，軟化したワックスを模型に圧接し，硬化まで保持する軟化圧接法を用いる.

③ワックスパターンの形成

内面状態を確認後，歯冠形態を彫刻する.

E 埋没

1) 埋没前準備

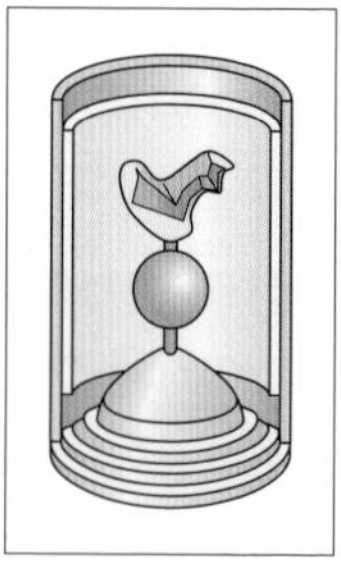

埋没後の鋳造リング断面図

・事前に必要器材（融解金属の通り道となるスプルー線，円錐台，鋳造リング，キャスティングライナーなど）を準備する.

・スプルー線を植立した後に界面活性剤でワックスパターンを洗浄し，円錐台に植立する.

・リング内にはキャスティングライナーを裏装しておく.

2) 埋没材の所要性質

・練和および埋没操作が容易である.

・硬化後および加熱後に適当な圧縮強さを持ち，鋳造圧に耐えうる．
・金属の鋳造収縮を補償するための適切な膨張量を有する．
・硬化後に十分な通気性を有する．

3）埋没材の種類と特徴

（1）石膏系埋没材

・結合材としてα石膏を配合している．
・融点が 1,200℃以下の金合金，銀合金，金銀パラジウム合金に使用される．
・シリカであるクリストバライトまたは石英を配合して加熱膨張させる．

（2）高温鋳造用埋没材

高融点のニッケルクロム合金やコバルトクロム合金などに使用される．

F 鋳造

1）鋳型の予熱とワックスの焼却

鋳型加熱の目的

・硬化完了後の埋没材の乾燥
・ワックスパターンの焼却
・埋没材の加熱膨張
・鋳造時までの鋳型温度の確保

・埋没材硬化後，スプルー線を引き抜いてから加熱する．
・ワックスパターンは 500 ～ 600℃で完全に焼却できる．
・クリストバライト埋没材は 240 ～ 270℃の変態温度付近では，鋳型をゆっくりと加熱する．
・石膏系埋没材を用いた鋳型は 700℃以上に加熱しないように注意する．

2）金属の融解

・融解に可燃性ガスを使用する方法と，電気的に行う方法とがある．
・ガスを使用する方法では，ガスと空気（または酸素）を混合点火して，温度が最も高く，合金を酸化させることが少ない還元帯を用いる．
・融解合金の酸化を防止し，すでに生じた金属酸化物を吸収，除去する目的でフラックスを用いる．

・金合金や金銀パラジウム合金には，フラックスとしてホウ砂を用いる.

3）鋳造法

加圧鋳造，吸引鋳造，遠心鋳造など

4）鋳造収縮とその補償法

(1) 金属の鋳造収縮

・金合金では約 1.5% 前後の鋳造収縮がある.

・液体金属の冷却収縮，凝固時の収縮，凝固時の冷却収縮の 3 段階がある.

(2) 補償法

・埋没材を膨張させることによってコントロールする.

・硬化膨張，吸水膨張，加熱膨張の 3 種類を組み合わせる.

5）鋳造後の処置

(1) 鋳型からの取り出し

超音波洗浄などによって埋没材を除去する.

(2) 酸洗い

金合金には希塩酸，金銀パラジウム合金には希硫酸を使用する.

(3) 適切な熱処理

ISO タイプ 3, 4 金合金や金銀パラジウム合金には有効である.

6）代表的な鋳造欠陥の発生原因と対策

鋳造欠陥については，原因，対策法をリンクさせて理解すること！

(1) 鋳込み不足，なめられ

・原因：合金の融解不足，鋳造圧不足，鋳型の通気性不良

・対策：スプルー線を太くする，通気性の良好な埋没材の使用

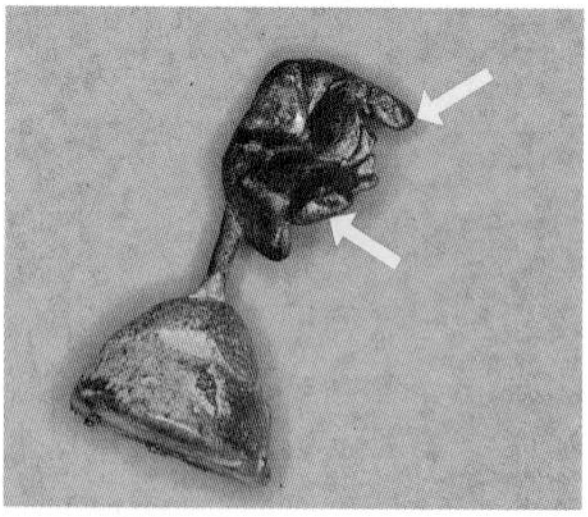

鋳込み不足

(2) 引け巣　よくでる

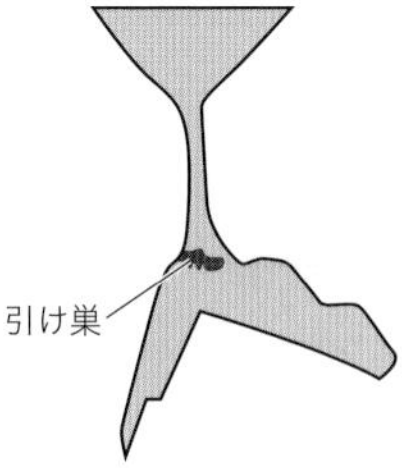

スプルー線直下に生じる欠損である.

- **原因** ：局所に集中した鋳造収縮
- **対策** ：湯だまりの付与，スプルー線を太くする

(3) ブローホール

表面全体に生じる気泡様の欠損である.

- **原因** ：合金融解時のガス吸収と凝固時の放出
- **対策** ：短時間での融解，フラックスの併用，アルゴンガス雰囲気での鋳造

(4) 鋳肌あれ

- **原因** ：急加熱，ホットスポット，混水比が大きい
- **対策** ：加熱速度・加熱温度を適切にする，オーバーヒートやホットスポットを避ける，適正な混水比の順守

(5) 鋳バリ　よくでる

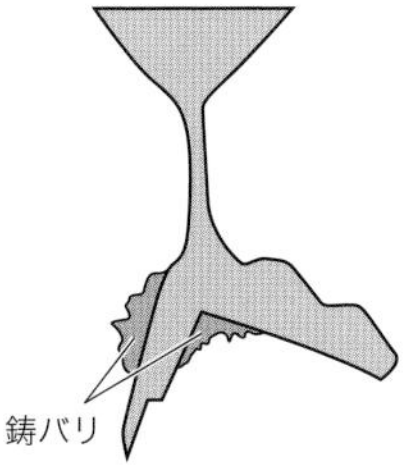

- **原因** ：急加熱や早期加熱による埋没材のヒビ割れ
- **対策** ：急加熱や早期加熱を避ける.

(6) キャストパール（球状突起）

- **原因** ：埋没時にワックスパターンに付着した気泡
- **対策** ：真空練和機の使用，埋没材の確実な脱泡

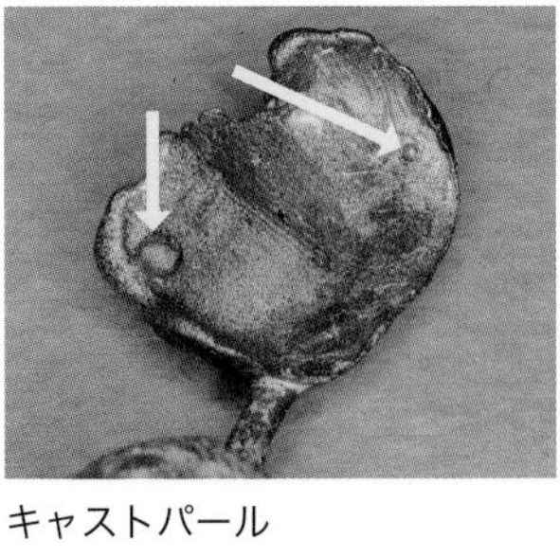
キャストパール

G 鋳造体の仕上げ

1）スプルー線の切断

変形を防ぐためにニッパーではなくディスクを使用する．

2）試適

・作業用模型への試適前に，内面のキャストパールなどの確認を行う．

・作業用模型に鋳造体を試適し，窩縁部の適合状態を探針などで確認する．

・内面の適合状態はホワイトシリコーン（適合試験用印象材）によって確認する．

・隣接歯との接触状態の確認には，咬合紙，コンタクトゲージやデンタルフロスを使用する．

・対合歯との咬合関係は，咬合紙によって確認する．

CHECK! 金属修復物の仕上げ研磨

カーボランダムポイント：形態修正，粗い切削痕の除去

↓

ホワイトポイント：裂溝部の修正，微細な形態修正

↓

ペーパーコーン：切削痕の除去，平滑化

↓

シリコーンポイント：研磨

↓

フェルトコーン，チャモイスホイール＋酸化クロムなど：つや出し研磨

Chapter 17
コンポジットレジンインレー修復

Check Point

・適切なコンポジットレジンインレー修復を行うために，その特徴はじめ，窩洞，適応症，種類，材料の組成，修復手順について理解する．

Ⅰ．コンポジットレジンインレー修復の特徴（直接法との比較）

A 利点

・確実な仕上げ研磨ができる．
・適正な解剖学的形態を付与できる．
・適切な接触点および隣接面形態の回復ができる．
・修復物の機械的性質，耐摩耗性が改善される．
・レジンの重合収縮は窩洞外で完了し，接着界面への悪影響がない．

B 欠点

・修復物が脆性となる．
・健全歯質の削除量が増える．
・セメント層が窩壁との間に介在し，接着一体化の点で劣る．
・印象採得や作業用模型製作などの技工操作が必要である．

Ⅱ．コンポジットレジンインレー修復用材料の種類と組成

A 種類

重合方式によって3種に分類される．

1）加圧加熱重合タイプ

・築盛，賦形後の未重合専用レジンを模型ごと専用重合器に入れる.

・6 気圧，120℃ 10 分の加圧加熱重合を行う.

2）光重合–光重合タイプ

・光照射後にインレー体を模型・窩洞から取り出す.

・光照射用ファーネスに入れて光重合を行う.

3）光重合–加熱重合タイプ

・光照射後にインレー体を模型・窩洞から取り出す.

・加熱重合器を用いて 100 ～ 120℃，10 ～ 15 分間加熱する.

コラム：CAD/CAM 法によるコンポジットレジンインレー

口腔内スキャナーまたはラボ用スキャナーによってデータを採得し，コンピュータ上で修復物の設計（CAD）を行い，高品位に重合硬化させたコンポジットレジンブロックを切削（CAM）することによってインレー体を製作する.

B 組成

1）マトリックスレジン

・光重合型ハイブリッド型コンポジットレジンが主体

・Bis-GMA，UDMA，UTMA，TEGDMA（3G）

2）フィラー

・無機フィラーを 82 ～ 86 wt% 配合したハイブリッド型レジンが主流

・石英，アルミノシリケートガラス，シリカなど

・フィラー含有量 92 wt% の高密度フィラー配合型レジンも応用されている.

3）重合開始剤と重合促進剤

・重合開始剤（光増感剤）：カンファーキノン

・重合促進剤（還元剤）：第 3 級アミン

Ⅲ. コンポジットレジンインレー修復の適応症と窩洞の特徴

A 適応症

・小臼歯，大臼歯の１級複雑窩洞および２級窩洞（MOD 窩洞を含む）

・直接法による修復が困難な症例

B 窩洞の特徴

1）窩洞外形

・健全歯質の保存に努める．

・予防拡大は最小限にとどめる．

・対合歯との咬合接触を避ける．

・歯肉側窩縁は歯肉縁と等高または歯肉縁上とする．

2）保持形態

・箱形の保持形態は不要である．

・明瞭な保持形態の付与は不要である．

3）抵抗形態

・咬頭隆線を保存する．

・インレー体に十分な厚みを与える深さとする．

・すべての線角および点角を丸く仕上げる．

⇒健全歯質の保存にもつながる．

4）便宜形態

・メタルインレー窩洞より外開きを強めとする．

・すべての線角および点角を丸く仕上げる．

5）窩縁形態

窩縁斜面を付与しない（ノンベベル）.

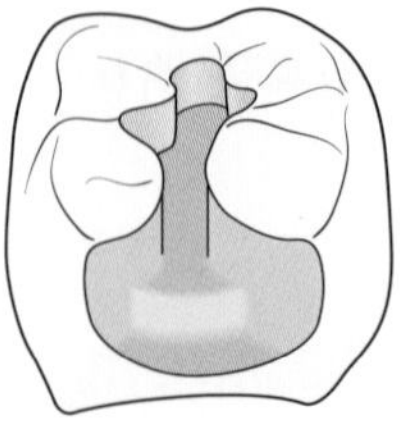

コンポジットレジン
インレー窩洞

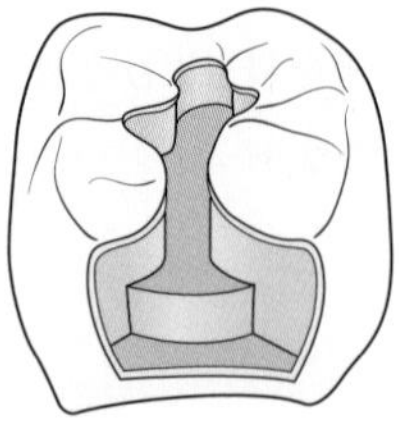

メタルインレー窩洞

Ⅳ．コンポジットレジンインレー修復の手順

チェアサイド①（1回目の来院）

- 咬合関係の検査
- ↓
- 窩洞形成
- ↓
- シェードテイキング
- ↓
- レジンコーティング
- ↓
- 印象採得，咬合採得
- ↓
- 仮封

⇒

技工サイド（技工操作）

- 作業用模型の製作
- ↓
- コンポジットレジンの築盛，光重合
- ↓
- 二次重合（追加重合）
- ↓
- 形態修正，仕上げ研磨

⇒

チェアサイド②（2回目の来院）

- 歯質への対応
  - ・仮封の除去，窩洞の清掃
- ↓
- インレー体の試適（必要に応じて，接触点の調整，研磨）
- ↓
- インレー体への対応
  - ・内面のサンドブラスト処理
  - ・エッチング，水洗，乾燥
- ↓
- 内面の前処理
  - ・シランカップリング剤（γ-MPTS）
- ↓
- 窩洞の防湿，歯面処理（セメントシステムに応じた前処理）
- ↓
- レジンセメントの練和，インレー体の窩洞への装着
- ↓
- 余剰セメントの除去，光照射，接触状態の確認
- ↓
- 咬合調整，最終研磨

CHECK! レジンコーティング法の利点（→ p.143 参照）

・辺縁封鎖性，窩壁適合性の向上
・接着性レジンセメントの象牙質に対する接着性の向上
・象牙質・歯髄複合体の保護（樹脂含浸層とコーティング層の形成）

副次的効果として，アンダーカットの排除（ブロックアウト）もできる

V．術後に起こりうるトラブル　よくでる

・術後の冷水痛や咬合痛

・インレーの辺縁破折や体部破折

・セメントおよびインレーの摩耗

➡セメントラインの溝（クレビス）の形成

・二次齲蝕

Chapter 18
セラミックインレー修復

Check Point

・的確なセラミックインレー修復を行うために，その特徴，窩洞，適応症を認識し，種類や材料の組成，修復手順を理解する．

Ⅰ．セラミックインレー修復の特徴

・セラミックスを用いてインレーを製作し，窩洞に装着する修復方法
・比較的近似した特徴を有するコンポジットレジンインレーと比較すると，化学的安定性と耐摩耗性の点で優れている．
・化学的安定性，生体親和性に優れるが，脆性材料という弱点を有する．

セラミックインレー修復の長所と短所

長所	短所
・化学的安定性がきわめて高い ・生体親和性に優れる ・天然歯の色調・光沢を再現できる（審美性） ・硬度が高く，耐摩耗性がある ・表面が滑沢でプラークが付着しにくい ・熱膨張率が歯質に近似している ・熱・電気の不良導体である	・脆性材料である ・適合性はメタルインレー修復に及ばない ・歯質削除量が多い ・製作工程が煩雑である ・適合性および色調再現性は術者・製作者の技量に左右される

Ⅱ．セラミックインレー修復の適応症と禁忌症

・審美性が要求される臼歯部の修復に適している．
・材料，製作法の進歩により広範囲の修復も可能となってきているが，脆性材料であることには留意するべきである．

セラミックインレー修復の適応症と禁忌症

適応症	禁忌症
・臼歯部1級窩洞 ・臼歯部2級窩洞 ・アンレー(強い咬合力が加わらない場合)	・強い咬合力が加わる部位 ・ブラキシズムなど口腔悪習癖がある場合 ・セラミックスの厚みが確保できない症例

Ⅲ. セラミックインレー窩洞の特徴

基本的にコンポジットレジンインレー修復と同様の窩洞形態が要求される.

A 窩洞外形

・窩縁の位置は対合接触部位を避ける.

・予防拡大は最小限にとどめる.

・外形は円滑な曲線とする.

・歯肉側窩縁は歯肉縁と等高または歯肉縁上に設定する.

B 保持形態

・箱形の保持形態は不要である.

・明瞭な保持形態の付与は不要である.

C 抵抗形態

・修復物に対する抵抗形態が主となる.

・メタルインレーよりも大きな幅，厚みをもたせる.

・応力集中を避けるため，線角，点角に丸みをもたせる.

D 便宜形態

・メタルインレー窩洞よりも大きな外開きを付与する.

・すべての線角および点角を丸く仕上げる.

E 窩縁形態

・窩縁はバットジョイントとする.
・マージン部はラウンデッドショルダーまたはヘビーシャンファーとする.

Ⅳ. セラミックインレーの製作法と使用材料

A 築盛・焼成法

・この方法で用いる材料は, 一般にポーセレン（陶材）とよばれる.
・セラミック粉末に水を含ませて耐火模型の窩洞に盛り付け, 焼成する.
・焼成温度によって分類され, 1,100℃以下の低温・超低温焼成用が歯冠修復に用いられる.

1）長所と短所

(1) 長所

色調再現性に優れる.

(2) 短所

・焼成時の収縮率が大きく, 適合性に難がある.
・技術的熟練を要する.
・硬度が高く, 対合歯の摩耗に注意を要する.

2）材料

築盛・焼成法における材料（ポーセレン）の組成と効果

組成	割合	効果
長石	約 80%（主成分）	結合材として働き, 透明性を高める
石英	約 20%	骨格として働き, 強度を高める
アルミナ	約 0 ～ 10%	強度と粘性を高める
陶土	数 %	粘性を高め, 操作性を向上させる
着色材		金属酸化物であり, 色調を調整する
溶材		各種成分を結合し, 焼成温度を下げる
グレーズ材		表面のつやを増す 大気圧下焼成（グレージング）時に併用する

3）手順

①耐火模型の製作

焼成温度に耐えられる模型材を使用する.

②ポーセレンの築盛

複数回に分けて築盛する.

③コンデンス

ポーセレンを緻密化し，収縮を抑制する.

④乾燥・焼成

余剰水分を除去し，焼成する.

⑤グレージング

大気圧下で仕上げ焼成する.

⑥インレー体調整

調整・研磨を行う.

B 射出成形法

・ロストワックス法を応用した製作法である.

・メタルインレーより高温での操作となるため，リン酸塩系埋没材が用いられる.

・使用材料，製作の手順によって鋳造法と加熱加圧成形法に分けられる.

1）長所と短所

(1) 長所

・技術的熟練を要さない.

・セラミックインレー修復法の中では窩洞適合性が比較的よい.

(2) 短所

材料が単色であるためステイニング操作が必要となる.

2）鋳造法

(1) 特徴

・キャスタブルセラミックス（熔融用ガラス）を用いる.

・強度確保のため，鋳造後にセラミング（結晶化処理）が必要である.

・近年用いられることは少ない.

(2) 手順

①作業用模型の製作

②ワックスアップ

インレーワックスなどを用いる.

③埋没

リン酸塩系埋没材を用いる.

④ワックスパターン焼却

専用の炉で行う.

⑤鋳造

熔融したキャスタブルセラミックスを用いて鋳造する.

⑥セラミング

結晶化により強度を高める.

⑦インレー体の調整

ステイニング, 調整, 研磨を行う.

3) 加熱加圧成形法

(1) 特徴

・専用の加熱加圧成形用セラミックスを用いる.

・材料内部の結晶構造を失わずに成形できるため, セラミングが不要である.

(2) 手順

①作業用模型製作～ワックスパターン焼却　鋳造法と同様

②加圧注入

プログラムによりコントロールされた手順でセラミックスの加圧・押し込みを行う.

③インレー体の調整

ステイニング, 調整, 研磨を行う.

C CAD/CAM 法（コンピュータ支援設計加工法） よくでる

1）特徴

・コンピュータ支援による設計・製作法である．

・従前の築盛・焼成法や射出成形法とはまったく異なるワークフローで修復物を製作する．

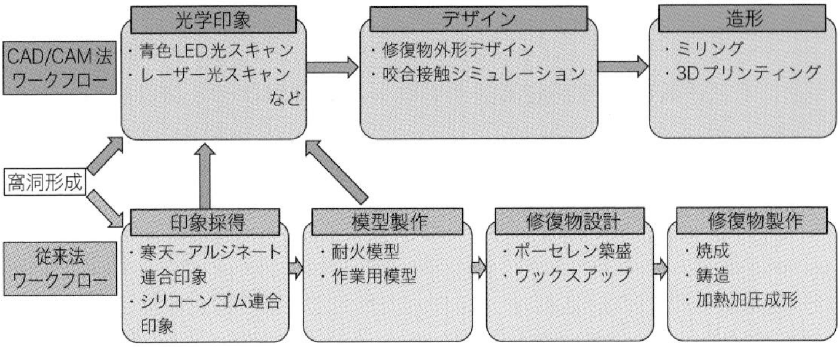

2）長所と短所

(1) 長所

・修復物の製作時間が短く，即日修復も可能である．

・CAD 装置内データから修復物を再製作できる．

・修復物の品質に優れる．

・高度な技術的熟練を要さない．

(2) 短所

・製作工程の制約から歯質削除量が多くなる．

・機器が高価である．

3）装置

(1) CAD 装置

・光学印象（デジタルインプレッション）用のスキャナーと，デザイン用ソフトウェアの搭載されたコンピュータで構成される．

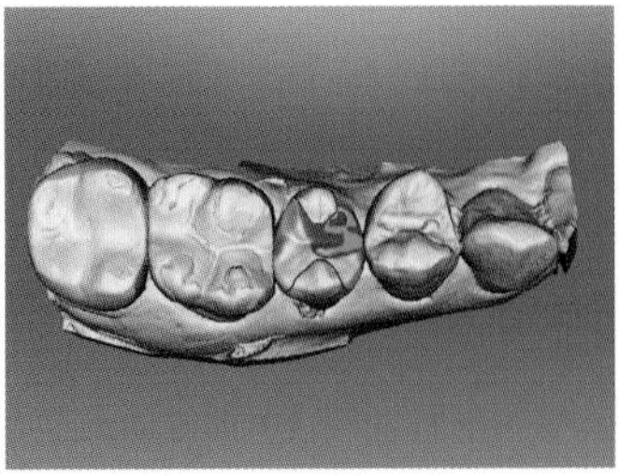

CAD 装置による修復物の設計

・スキャナーには窩洞を直接撮影する口腔内スキャナーと，印象材や歯列模型を撮影するラボ用スキャナーの2種が存在する．

(2) CAM装置

ミリング（削り出し）と3Dプリンティングに大別される．

4）材料

・さまざまな材料が加工対象であり，従前の方法では加工困難であった酸化ジルコニウムやチタンも造形可能である．

・主にCAM装置への接続部付きブロック，またはディスクの形状で供される．

CAD/CAMシステムで使用する材料

材料名		特徴
シリカ系セラミックス	長石系セラミックス	組成はポーセレンと近似
	リューサイトガラスセラミックス	ガラス中にリューサイト結晶を析出
	ケイ酸リチウムガラスセラミックス	ガラス中にケイ酸リチウム結晶を析出
金属酸化物系セラミックス	アルミナスポーセレン	金属酸化物焼結体にガラスを浸潤
	酸化アルミニウムセラミックス	金属酸化物を高密度に焼結
	酸化ジルコニウムセラミックス	金属酸化物を高密度に焼結
レジン系複合材料	コンポジットレジン	直接法材料より高強度
	PMMA系レジン	主に暫間修復に使用
その他	射出成形用ワックス	ロストワックス法に使用
	金属	鋳造加工困難なチタンなど

V．セラミックインレー修復の手順

A 術前検査

口腔悪習癖の有無，対合関係など，適応・禁忌の見極めが重要である．

B 患者への説明

修復の特性，経済的コストなどを説明し，インフォームド・コンセントを得る．

C シェードテイキング

・短時間かつ同一照明条件で行うことが望ましい.
・一般に術前に行われるが，象牙質の色調を参考にする場合などは窩洞形成後でもよい.

D 除痛法

セラミックインレー修復では歯質削除量が多くなるため，生活歯の場合には必要に応じて局所麻酔を行う.

E 窩洞形成

「Ⅲ．セラミックインレー窩洞の特徴」における窩洞の要件に従い，形成を行う.

F レジンコーティング

・窩洞形成後に，窩洞内の露出象牙質面を接着性レジンで被覆する.
・象牙質・歯髄複合体の保護，辺縁封鎖性・窩洞適合性の向上，接着性の向上が得られる.
・副次的効果として，アンダーカットの除去も同時に行える.
・コーティング後のレジン表面には未重合層が残存し，印象材や仮封材と反応するため，エタノール綿球などで清拭除去する必要がある.

G 印象採得

精度の高い印象材を用いる.

CAD/CAM 法による口腔内スキャナーを用いた採得では，印象材は不要である.

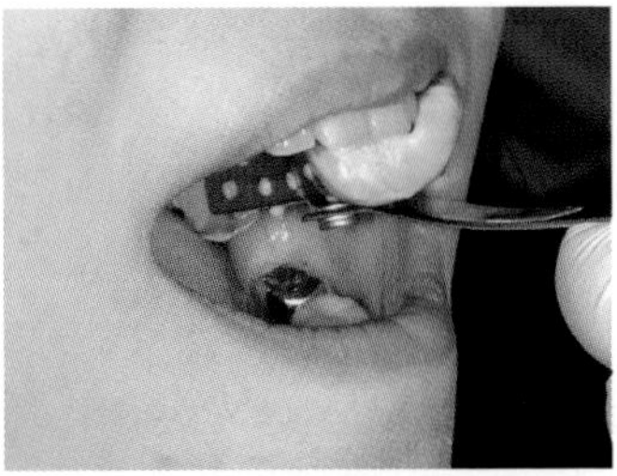

シリコーンゴム印象（従来法）

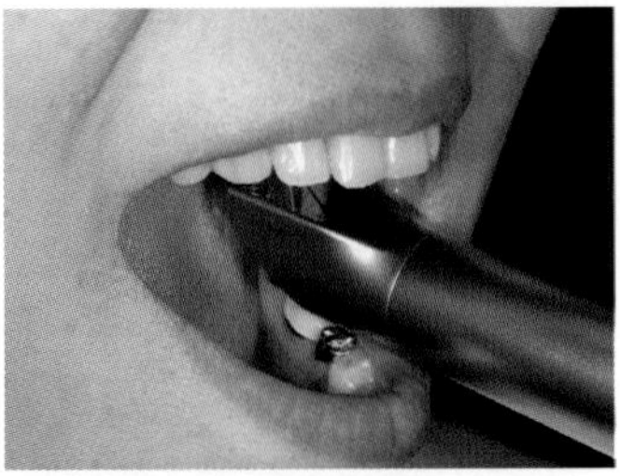

光学印象（CAD/CAM 法）

H 仮封

レジンの重合を阻害するため！

接着の際に接着性レジンセメントを用いるため，ユージノールを含有する仮封材の使用は避ける．

I 模型の製作

強度，精度の高い模型材を用いる．

CAD/CAM法による口腔内スキャナーを用いる場合は省略できる

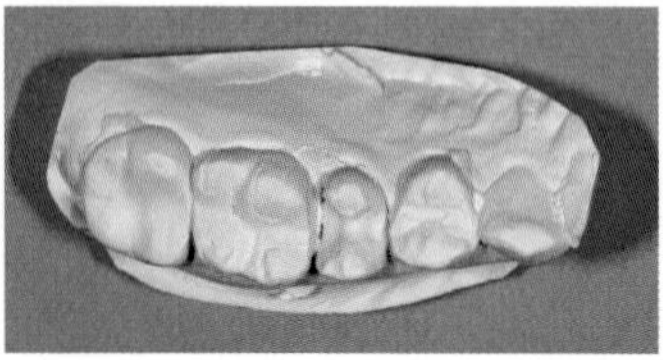
石膏模型（従来法）

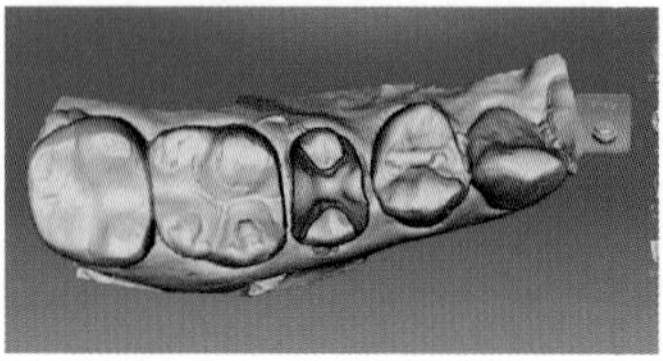
デジタル模型（CAD/CAM 法）

J セラミックインレーの製作

「Ⅳ．セラミックインレーの製作法と使用材料」参照

K セラミックインレーの接着

・ラバーダム法を行う．
・試適，隣接面の調整を経て，接着性レジンセメントを用いて接着する．
・インレー体内面にはシランカップリング処理を行う．
・接着に際し，数秒間の光照射（タックキュア）によって半硬化させたセメントを一塊除去する．
・破折を避けるため，窩洞への接着後に咬合調整を行う．

CHECK! フッ化水素酸処理

・セラミック表面は通常のリン酸処理によって微小凹凸を形成しない．
・セメントとの機械的嵌合を得るため，フッ化水素酸処理によってセラミック修復物内面を粗糙化する場合がある．
・フッ化水素酸は劇薬であり，誤って口腔内で用いると人体に深刻な問題を生じ，最悪の場合，死に至る．技工室では有用だが，チェアサイドにおける使用は事故を未然に防ぐため可能なかぎり避けるべきである．

Chapter 19

ベニア修復

Check Point

・円滑なベニア修復を行うために，その特徴をはじめ，適応症，種類，修復手順について理解する．

Ⅰ．ベニア修復の特徴

・ベニア修復（ラミネートベニア修復）とは，歯面に薄板状（laminate）の修復物を貼り合わせる（veneer）修復法である．
・歯質切削は不要か，きわめて少ない．
・切削時の麻酔は不要である（形成はエナメル質内）．
・審美性に優れる．
・歯髄，歯周組織に対する傷害が少ない．
・十分な接着強さ・耐摩耗性をもつ．
・咬合（アンテリアガイダンス）に影響しない（上顎歯の場合）．
・隣接面接触点が保たれたまま修復を行える．
・患者への侵襲が少ない．

Ⅱ．ベニア修復の適応症 よくでる

・中等度から重度の変色歯，着色歯：テトラサイクリン系抗菌薬による変色歯など
・浅在性で広範な齲蝕
・発育異常：矮小歯，円錐歯など

・形成不全歯：ターナー（Turner）歯，エナメル質形成不全症，斑状歯など
・軽度の位置異常
・広範な酸蝕症，摩耗症
・正中離開，空隙歯列
・歯冠長・幅径の変更
・切縁破折，4 級窩洞

Ⅲ．ベニア修復の種類

- ベニア修復
  - 直接法
    - コンポジットレジン直接法（〈レジン〉ダイレクトベニア）
    - 既製レジンシェル法
  - 間接法
    - コンポジットレジンベニア法
    - ポーセレンベニア法
      - 築盛・焼成法
      - 鋳造法
      - 加熱加圧成形法
      - ミリング法（CAD/CAM 法）

鋳造法と加熱加圧成形法とをあわせて射出成形法とよぶことがある．

コンポジットレジン直接法とポーセレンベニア法の長所・短所

	コンポジットレジン直接法	ポーセレンベニア法
長所	・麻酔が不要 ・口腔内で色調調整が可能 ・補修修復が可能 ・即日修復が可能 ・技工操作が不要 ・修復範囲が局所的でも適用可能	・麻酔が不要 ・優れた審美性 ・口腔内での安定性と優れた生体親和性 ・優れた長期耐久性
短所	・術者による審美性の違い ・経時的な材料の変色・着色，摩耗	・技工操作が必要（通院回数の増加） ・接着不良によるベニアの脱落や破折 ・補修修復が困難

Ⅳ．ベニア修復の手順

A 歯面形成

・原則として麻酔は不要である．
・辺縁形成はシャンファーとする．
・歯頸側辺縁形成は歯肉縁の高さ，あるいはわずかに歯肉縁下とする．
・隣接面形成は接触点手前とする．

B 印象採得（間接法の場合）

個人トレーを用いたシリコーンゴム連合印象を行う．

C ベニアの接着（間接法の場合）

よくでる

①エナメル質とベニア内面にリン酸処理を行う．
②ベニア内面にシランカップリング処理を行う．
③接着性レジンセメントを用いた接着処理を行う．
④余剰セメントの除去と最終調整を行う．

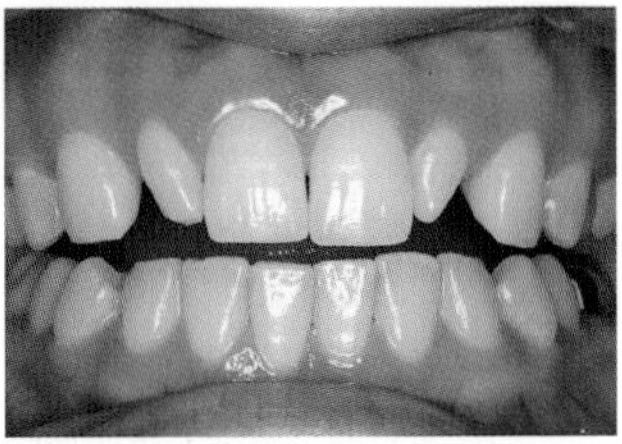

術前（2|2 の矮小歯）

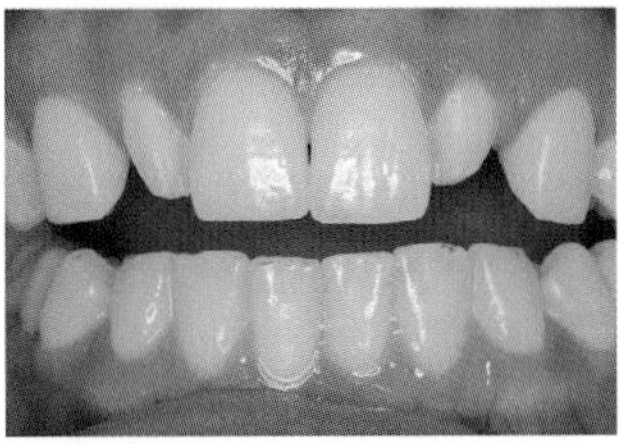

歯面形成後

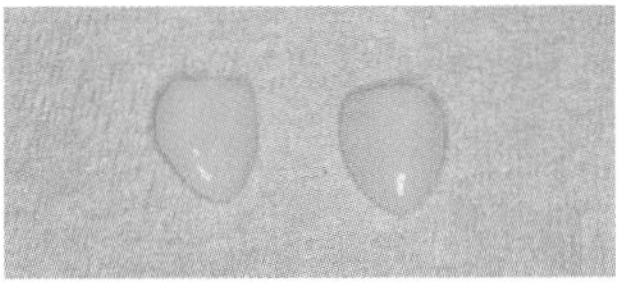

製作されたポーセレンベニア

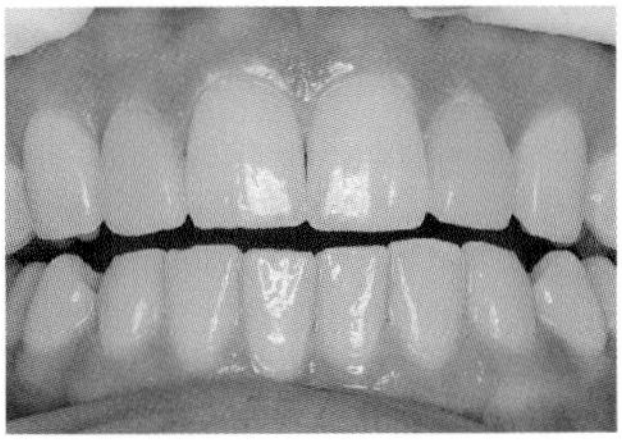

ベニア接着後

D レジンの築盛と形態付与（コンポジットレジン直接法の場合）

・エナメル質に対してリン酸処理を行う．
・変色が著しい症例では，オペーク色（不透明色）を使用する．

Chapter 20
合着・接着・歯髄保護に用いるセメント

Check Point

・的確な合着・接着・歯髄保護を行うために，各種セメントの特徴や臨床的留意点について理解する．

Ⅰ．リン酸亜鉛セメント

A 長所

・操作時間が適切である．

・溢出余剰部の除去が容易である．

・被膜厚さが薄い．

・操作性がよい．

B 短所

・接着性がない（機械的嵌合のみ）．

・合着初期に歯髄刺激がある．

・練和に修練を要する．

C 臨床的留意点

・ガラス練板の過低温は，結露を促し硬化を早める．

・機械的強さは粉液比に影響される．

Ⅱ．ポリカルボキシレートセメント

A 長所

・ほぼ無刺激である．
・辺縁封鎖性が良好である．
・歯質と金属にある程度接着する．
・練和が容易である．

B 短所

・液の粘性が高い．
・圧縮強さが低い．
・吸水性がある．

CHECK! タンニン・フッ化物合剤配合ポリカルボキシレートセメント（HY 剤）

フッ化亜鉛（50％），フッ化ストロンチウム（25％），タンニン酸（20％），pH 調整剤（酸化亜鉛 5％）を組成とし，齲窩の細菌数を減少させるとともに，象牙質の再石灰化を促し，修復（第三）象牙質の形成が期待できる．

C 臨床的留意点

・亜鉛とマグネシウムイオンがポリアクリル酸のカルボキシ基との間でイオン結合またはキレート結合することで硬化する．
・粉液比に寛容である．
・被膜厚さはリン酸亜鉛セメントと同程度である（薄い）．

Ⅲ．グラスアイオノマーセメント

A 長所

・歯質に近似した熱膨張係数（13×10^{-6}/℃）である．
・歯質近似の色調と透明度を有する．
・歯髄刺激が少ない．
・歯質接着性（化学的結合；イオン結合）に優れる．
・金属接着性（特に非貴金属）に優れる．
・フッ化物徐放性（抗齲蝕性）をもつ．
・熱・電気の不良導体である．

B 短所

・脆弱性（圧縮に強く，引張に弱い）である.

・感水により白濁とセメント性能の低下が生じる.

・乾燥により亀裂，ひび割れ，白濁が生じる.

C 臨床的留意点 よくでる

1）従来型グラスアイオノマーセメント

・感水性がある.

・粉液比に寛容である.

・良好な辺縁封鎖性を示す.

2）レジン添加型グラスアイオノマーセメント

・硬化は酸-塩基反応とラジカル反応（レジン重合）で進行する.

・ポリアクリル酸による歯面前処理を行う.

・従来型より接着性と機械的強度に優れる.

・レジン重合によって感水性は消失する.

Ⅳ. 接着性レジンセメント

MMA/TBB系とコンポジットレジン系とに類別できる.

A 共通の長所

・歯質および金属への接着性に優れる.

・辺縁封鎖性が良好である.

B 共通の短所

・完全硬化後の溢出余剰部の除去が困難である.

・重合速度は温度に影響を受ける（体温で硬化が速まる）.

C 共通の臨床的留意点

完全硬化前に歯肉縁下や隣接面の溢出余剰部を除去する.

D 分類

1）MMA/TBB 系レジンセメント

(1) 長所

歯質界面から重合開始（TBB-O による）する. よくでる

(2) 短所

・機械的強度（フィラーを含まない）が低い.

・吸水性がある.

・耐摩耗性に劣る.

・通常はエックス線造影性がない.

(3) 臨床的留意点

・エナメル質面はリン酸で，象牙質面またはエナメル質・象牙質面は 10% クエン酸＋3% 塩化第 2 鉄で前処理する.

・筆積法と混和法ともに，すばやい手技と低温状態の確保が重要である.

2）コンポジットレジン系レジンセメント

(1) 長所

優れた理工学的諸物性を有し，脆性材料（ポーセレンなど）の補強となる.

(2) 短所

操作が煩雑である.

(3) 臨床的留意点

・化学重合型は硬化までに時間を要する.

・光重合型は光透過性の高い修復物に有用である.

・修復物透過光による硬化は直接光による重合より低い.

・デュアルキュア型（光化学両重合型）は光が到達しない部位にも応用できる.

・溢出余剰部は半硬化の状態で除去する.

CHECK! コンポジットレジン系レジンセメントの種類

コンポジットレジン系レジンセメントには，レジン接着システム併用タイプとセメント自体が接着性を有するタイプ（セルフアドヒーシブセメント）がある．

①レジン接着システム併用タイプ
歯面処理操作を必要とするが，接着性は向上する．

②セルフアドヒーシブセメント
セメント内にMDP，MAC-10などの機能性モノマーを含む．

Ⅴ．酸化亜鉛ユージノールセメント

A 長所

・寸法安定性に優れる．

・辺縁封鎖性が良好である．

・歯髄鎮静作用がある．

・pH 7～8を示し，低刺激性である．

B 短所

歯質接着性がない．

C 臨床的留意点

よくでる

・ユージノールの水酸基がレジンの重合を阻害する．

・修復（第三）象牙質を生成する．

直接法，間接法にかかわらず接着性修復には禁忌！

Ⅵ．強化型酸化亜鉛ユージノールセメント（EBAセメント）

A 長所

・練和泥の稠度が低い．

・操作時間が長い．

・機械的強度が高い（酸化亜鉛ユージノールとの比較）.
・歯髄鎮静作用がある.

B 短所

リン酸亜鉛セメントに比べ，圧縮強さが低く，溶解度が高い.

C 臨床的留意点

ユージノールの水酸基がレジンの重合を阻害する.

直接法，間接法にかかわらず接着性修復には禁忌！

Ⅶ．水硬性セメント

A 長所

・辺縁封鎖性に優れる.
・水分（唾液を含む）との接触によって硬化する.

B 短所

・機械的強度が低い.
・歯髄鎮静作用がない.

C 臨床的留意点

・吸湿性があるため保管に注意を要する（密封性に優れた容器保存）.
・本材によるレジンコーティング窩洞の仮封は，セメントの接着強さに影響を与えないとの報告がある.
・硬組織形成を促すMTAセメントは水硬性セメントに含まれる.

CHECK! MTA（mineral trioxide aggregate）セメント

エックス線造影性を示す水硬性セメントであり，強アルカリ（pH12）に基づく殺菌作用をもち，硬組織形成を促すことから，直接覆髄に有用である.

代表的なセメントの組成と特徴および用途

<table>
<tr><th rowspan="2">区分</th><th colspan="2">組成</th></tr>
<tr><th>粉末主成分</th><th>液主成分</th></tr>
<tr><td>リン酸亜鉛セメント</td><td>酸化亜鉛，酸化マグネシウム</td><td>正リン酸，水</td></tr>
<tr><td>ポリカルボキシレートセメント</td><td>酸化亜鉛，酸化マグネシウム</td><td>ポリアクリル酸，水</td></tr>
<tr><td>従来型グラスアイオノマーセメント</td><td>フッ化アルミノシリケートガラス（シリカ，アルミナ，フルオライト）</td><td>ポリカルボン酸（アクリル酸とイタコン酸またはアクリル酸とマレイン酸との共重合体）
酒石酸，水</td></tr>
<tr><td>レジン添加型グラスアイオノマーセメント</td><td>フッ化アルミノシリケートガラス（シリカ，アルミナ，フルオライト）
化学硬化型：重合開始剤（BPO）</td><td>ポリカルボン酸，HEMA，UDMA
光硬化型：重合開始剤（カンファーキノン）
重合促進剤（第3級アミン），酒石酸，水</td></tr>
<tr><td>MMA/TBB系レジンセメント</td><td>PMMA</td><td>4-META，MMA，TBB-O</td></tr>
<tr><td>コンポジットレジン系レジンセメント</td><td colspan="2">マトリックスレジン：Bis-GMA，UDMA，TEGDMAなど
フィラー：シリカ，バリウムガラス，ジルコニアガラスなど
重合開始剤（カンファーキノンまたはBPO），重合促進剤（第3級アミン）</td></tr>
<tr><td>酸化亜鉛ユージノールセメント</td><td>酸化亜鉛，ロジン</td><td>ユージノール，オリーブ油</td></tr>
<tr><td>強化型酸化亜鉛ユージノールセメント（EBAセメント）</td><td>酸化亜鉛，酸化シリカまたは酸化アルミニウム</td><td>EBA，ユージノール</td></tr>
<tr><td>水硬性セメント</td><td colspan="2">ポリビニール樹脂</td></tr>
</table>

特徴			用途	備考
歯質・金属接着性	フッ化物徐放性	歯髄刺激性		
なし	なし	中 （練和後数分間）	合着，暫間修復，裏層，築造，仮封	・粉液比の遵守
少しある	なし	低	合着，暫間修復，裏層，築造，仮封，仮着	・粉液比に寛容
ある	ある	低	合着，裏層，築造，小窩裂溝填塞，修復，仮着など多目的	・感水性 ・粉液比に寛容
ある	ある	低		・光照射後は感水性なし ・ポリアクリル酸による歯面前処理
ある	なし	低	合着，暫間固定	・フィラー配合なし
ある	ある （製品によって）	低	合着，仮着	・セメント自体に接着性がある製品とない製品がある
なし	なし	低	仮封，仮着，裏層，暫間修復，築造	・良好な辺縁封鎖性 ・歯髄鎮静作用あり ・修復象牙質の生成促進
なし	なし	低	逆根管充填	・優れた強度 ・歯髄鎮静作用あり
なし	なし	低	仮封	・良好な辺縁封鎖性 ・撤去後の被着面に対する接着への影響は少ない

参考文献

1）千田 彰ほか編：保存修復学．第6版．医歯薬出版，東京，2014.

2）田上順次ほか：保存修復学21．第5版．永末書店，京都，2017.

3）高野吉郎監訳：カラーエッセンシャル口腔組織・発生学．西村書店，新潟，2002.

4）千田 彰ほか編：保存修復クリニカルガイド．第2版．医歯薬出版，東京，2009.

5）中嶌 裕ほか編：スタンダード歯科理工学．第6版．学建書院，東京，2016.

6）住友雅人ほか編：歯科臨床イヤーノート2014～．クインテッセンス出版，東京，2013.

7）荒川浩久ほか編：スタンダード口腔保健学．第3版．学建書院，東京，2010.

8）日本歯科保存学会編：う蝕治療ガイドライン．第2版．永末書店，京都，2015.

9）吉山昌宏，桃井保子監修：う蝕治療のミニマルインターベンション．クインテッセンス出版，東京，2004.

10）田上順次ほか編：う蝕学．永末書店，京都，2008.

11）総山孝雄，田上順次：保存修復学総論．永末書店，京都，1996.

12）坪田有史，柵木寿男編：修復と補綴のLongevity治療の"Re"にサヨナラしよう．デンタルダイヤモンド社，東京，2015.

13）宮崎真至：コンポジットレジン修復のベーシック＆トレンド．デンタルダイヤモンド社，東京，2015.

14）奈良陽一郎ほか：歯質透過光による可視光線重合型コンポジットレジンの硬化範囲と厚さ．日歯保存誌，34：762～782，1991.

15）山田敏元ほか編：接着性コンポジットレジン修復の基礎と臨床．ヒョーロンパブリッシャーズ，東京，2007.

16）日本接着歯学会編：接着歯学．第2版．医歯薬出版，東京，2015.

17）小峰 太ほか：歯冠修復物と固定性補綴装置の接着と合着．日補綴会誌，4：343～352，2012.

18）中村昇司ほか：チェアサイドCAD/CAMインレーの長期予後から考える，長期維持のためのファクター（前編・後編）．QDT Art&Practice，41(4)(5)：14～36，16～33，2016.

索引

あ行

アイボリー型リテーナー……72
アイボリーのシンプルセパレーター……26, 69, 108
アクリル酸……114, 154
圧子……103, 107, 108
圧縮強さ……5, 149
後戻り……43
アドレナリン……71, 73
アパタイト……92
アブフラクション……8, 36
アマルガム……33, 62
荒磨き……78
アルギン酸塩……122
アルギン酸カルシウム……122
アルコール類……24
アルゴンガス雰囲気……129
アルジネート印象材……122
アルミナ……51, 154
アルミナスポーセレン……142
アルミニウム化合物……71
アルミノシリケートガラス……80, 132
アンダーカット……120, 143
安定形態（効力）……56
アンテリアガイダンス……145
アンレー窩洞……121
イオウ基含有モノマー……94
イオン結合……149
イオン導入法……38
医原性破折……9
鋳込み不足……128
胃食道逆流症……9
イタコン酸……114, 154
位置異常……146
一次印象……124
イニシャルプレパレーション……67
鋳肌あれ……129
鋳バリ……129
色合わせ……102
インジェクションタイプ……124
印象採得……122, 134, 143, 147
印象物……25
印象法……123
インピーダンス測定……29
インフォームド・コンセント……41, 142
インプラント……46
インレー窩洞……58
インレー体……122, 133, 134
インレーバー……49
インレーワックス……125, 126, 140
ウェッジ……26, 72, 107, 108
ウェットボンディングシステム……91
ウェットボンディング法……91
ウォーキングブリーチ法……39, 41
ウォッシャーディスインフェクター……22
齲窩の開拡……103, 108
齲蝕……7
——の好発年齢と性……7
——の治療……32
——の病因論……13
——の分類……16
——の予防・管理……18
——のリスクファクター……18
齲蝕円錐……15, 55
齲蝕活動性試験……19
齲蝕原因菌……13
齲蝕検知液……34, 101
齲蝕象牙質……35
齲蝕象牙質外層……103
齲蝕象牙質感染層……35
齲蝕象牙質第一層……34
齲蝕象牙質第二層……34
齲蝕象牙質内層……35
齲蝕象牙質無菌層……35
齲蝕罹患象牙質……66
齲蝕リスク……112
齲蝕リスク検査……31
内開き形……56
ウッドウェッジ……69
エアタービン……47, 48
エアブレーシブ……51
栄養障害……10
エキスカベーター……26
エキスカベーティングバー……48
エキスプローラー……26
エチルクロライドスプレー……28
エチレンオキサイドガス……23
エックス線検査……27
エックス線造影剤……82
エックス線造影性……153
エッチャント……87
エッチング……86, 87, 90, 98, 134
エッチングエージェント……87
エッチング材……87
エッチングボンディングシステム……90
エナメル質……1, 5, 6
——の亀裂……45
エナメル質齲蝕……14, 16, 32, 99
エナメル質形成不全……9

エナメル質形成不全症……10, 146
エナメル質減形成……9
エナメル質生検法……20
エナメル質石灰化不全……9
エナメル質内限局破折……45
エナメル小柱……1, 92
エナメル叢……2
エナメル象牙境……1, 15, 103
エナメル滴……11
エナメル葉……1
エリオットのセパレーター
……69, 108
塩化亜鉛……38, 71
塩化ストロンチウム……38
塩化第二鉄……71
塩化ベンザルコニウム……24
炎症性細胞浸潤……60
円錐歯……10, 145
円錐台……126
縁端強さ……102
オートクレーブ……23
オーバーマージン……78
オールインワンアドヒーシブ
システム……91
オフィスブリーチング……39, 42
オペーク色……147
オリーブ油……154
温刺激……28
温度診……28
音波切削……51

か行

加圧加熱重合タイプ……132
カーバイドバー……49, 105, 108
カーボランダムポイント
……50, 130
外形線……55
介在性象牙質粒……3
外傷性咬合……28
外傷性破折……9
外層……34, 35
外側性窩洞……52
階段……57, 120
回転切削器具……48, 106
外胚葉系……1
外胚葉性間葉細胞……2, 5
外部吸収……43
界面活性剤……24
外来刺激……60, 63, 64
外力……126
窩縁……54
窩縁隅角……58, 121
窩縁形態
……58, 59, 121, 134, 138
窩縁斜面……58, 59, 121
化学-機械的齲蝕除去……51
化学硬化型……154
下顎孔伝達麻酔……73
化学重合型コンポジットレジン
……84, 95
化学重合反応……114
化学重合方式……81
可逆性印象材……122
可逆性歯髄炎……66
寡菌層……15, 35
顎関節障害……74
隔壁……101, 104, 107, 108, 115
隔壁法……72
過酸化水素……24, 40
過酸化水素水……40, 41, 42, 104
過酸化尿素……40
過酸化ベンゾイル……81
可視光線……82
可視光線照射器……106
過剰歯……11
カスタムトレー……42, 43
ガス滅菌……23
窩洞……52, 54
——が具備すべき要件……54
——の構成……54
——の清掃……59
——の分類……52
——の保持形態……56
窩洞外形
……55, 114, 120, 133, 137
窩洞形成……39, 103, 134, 143
窩洞形態……56, 63, 121
窩洞歯面隅角……58
窩洞適合性……143
加熱加圧成形法……140, 146
仮封……134, 144, 154
仮封材……71
下部鼓形空隙……75
窩壁……54
過ホウ酸ナトリウム……40, 41
ガムリトラクター……70, 108
ガラス類……80
ガラス練板……148
カラベリー結節……10
カリウム塩……38
カリエスオブザベーション……16
カリエスチェック®……34
カリエスディテクター®……34
カリオスタット®……19
カルシウム溶解性試験……20
カルナウバワックス……126
カルボキシ基……111, 149
カルボン酸系……89, 91
カルボン酸系モノマー……94
簡易防湿……68
管間象牙質……3
還元剤……82, 132
嵌合力……87, 92
管周象牙質……3
環状齲蝕……16
緩徐歯間分離法……70

緩除歯肉排除法 71
感水 112, 150
感水性 111
間接修復の接着 93
間接覆髄法 62, 64
間接法 125, 146
感染歯質 103
——の除去 108
感染症 10
感染層 34
感染対策 22
完全破折 46
乾燥 150
寒天-アルジネート積層一回印象法 123
寒天-アルジネート連合印象 123
寒天印象材 122
感度 31
乾熱滅菌 23
カンファーキノン 82, 114, 132, 154
顔料 82
希塩酸 128
機械的嵌合 148
機械的封鎖 37
気化熱吸収型スプレー 28
貴金属 94
基材レジン 80
基質レジン 80
既製レジンシェル法 146
機能性モノマー 114
気泡 115, 129
基本的保持形態 56, 99, 120
逆根管充填 154
キャスタブルセラミックス 139, 140
キャスティングライナー 126
キャストパール 129
臼後結節 11
臼後歯 11
臼歯部用コンポジットレジン 84
球状突起 129
急性齲蝕 16, 33
鳩尾形 57, 120
臼旁結節 11
臼旁歯 11
強化型酸化亜鉛ユージノールセメント 63, 152, 154
局所麻酔 35, 143
局所麻酔法 73
極性化 87
棘突起 10
鋸歯状バー 48
巨大歯 10
希硫酸 128
キレート結合 149
亀裂 60
金銀パラジウム合金 119, 127
金合金 119, 127
銀合金 119, 127
金属 142
金属酸化物 142
金属酸化物系セラミックス 142
金属修復物 94, 118
金属接着性 149
金属用プライマー 93, 94
隅角 54
空隙歯列 146
偶発的露髄 104
クエン酸 87
クエン酸＋塩化第二鉄処理 93
クオーツ 80
くさび状欠損 8, 71, 112
くさび分離型セパレーター 69
クラウンフォーム 72
グラスアイオノマーセメント 38, 41, 62, 63, 65, 66, 110, 149
——の硬化機序 113
——の性質 110
——の組成 113
グラスアイオノマーセメント修復 110
——の適応症と禁忌症 112
——の手順 114
——の特徴 112
クランプフォーセップス 68
クリーニング 39
クリストバライト 127
クリストバライト埋没材 127
クリティカル 25
クリティカル pH 14
グルコースクリアランステスト 20
グルタールアルデヒド 38
グルタラール 24, 38
グレージング 139
クレチン病 10
クレビス 135
クロル亜鉛 71
クロルヘキシジン 24
ケイ酸リチウムガラスセラミックス 142
ケイ酸リチウム結晶 142
形成不全 9
形成不全歯 146
形態異常歯 10
形態修正 105, 108, 116
削り出し 142
結晶化処理 139
結露 148
ケミカルサージェリー 65
牽引分離型セパレーター 70
研究用模型 37

限局矯正……67
減形成……9
検査用器具……26
原生セメント質……4
原生象牙質……4
健全歯質……133
研磨……78
研磨用ストリップス……108
研磨用ディスク……108
溝……57, 120
降圧剤……19
高圧蒸気滅菌……23
抗齲蝕性……111, 112, 149
高温鋳造用埋没材……127
口外法……27
硬化機序……114
光学印象……141, 143
高感度……31
抗菌性……91
抗菌性洗口剤……102
抗菌薬……19
口腔悪習癖……36, 142
口腔衛生指導……37, 101
口腔外バキューム……24
口腔乾燥症……33
口腔検査……26
口腔常在菌……13
口腔清掃器具……21
口腔内消毒……102
口腔内スキャナー……142, 143
咬合異常……74
咬合干渉……31
咬合検査……31, 102
咬合採得……124, 134
咬合採得記録……124
咬合紙……31, 102, 108, 130
咬合調整……37, 39, 67, 105, 108
咬合痛……135
咬合面形態……74
拘止形態（効力）……56
高周波電気メス……71
高出力歯科用レーザー……50
咬傷……74
甲状腺機能低下……10
合着……113, 148, 154
合着材……56
光導型ウェッジ……69, 107
咬頭隆線……55, 57, 133
高特異度……31
口内法……27
高密度充填型……83
高密度フィラー配合型レジン……132
咬耗……6, 8
咬耗症……37
咬翼法……27
コーティング……40
コーナーマトリックス……72, 108
骨髄炎……10
コバルトクロム合金……119, 127
ゴム質印象材……122
コラーゲン……2
コラーゲン線維……3, 60, 93
コロイダルシリカ……80
混濁層……15, 35
コンタクトゲージ……27, 75, 130
コンタクトポイント……75
コンデンサブルコンポジットレジン……85
コンデンス……139
コントラアングル……47, 48
コントラクションギャップ……95, 105
——の対応法……96
——の予防法……96
コントロール……28
コンピュータ支援設計加工法……141
コンピュールタイプ……86
コンポジットレジン……62, 63, 79, 142
——の種類……83
——の組成……80
コンポジットレジンインレー窩洞……133, 134
コンポジットレジンインレー修復……131
——の適応症……133
——の手順……134
コンポジットレジン系レジンセメント……151, 154
コンポジットレジン修復……39, 45, 79, 95
——の手順……101
コンポジットレジン修復窩洞……99
コンポジットレジン修復物……94
コンポジットレジン直接法……146, 147
コンポジットレジンベニア法……146
根面齲蝕……17, 112

さ行

サービカルクランプ……108
サービカルマトリックス……72, 107
再植……46
再石灰化……14, 32, 37, 111
再石灰化促進処置……33
再石灰化能……112
再石灰化療法……32
再発性二次齲蝕……17
細胞性セメント質……5
作業用模型……134
サブマイクロフィラー(型)……81, 83

サブミクロンフィラー……81
サホライド……34
酸……37
酸洗い……128
酸-塩基反応……114, 150
酸化亜鉛……149, 154
酸化亜鉛ユージノールセメント……65, 104, 152, 154
酸化アルミニウム……154
酸化アルミニウムセラミックス……142
酸化クロム……130
酸化シリカ……154
酸化ジルコニウム……142
酸化ジルコニウムセラミックス……142
酸化防止剤……82
酸化膜……93, 94
酸化マグネシウム……154
暫間インレー……71
暫間クラウン……71
暫間固定……154
暫間修復……154
暫間的間接覆髄……104
暫間的間接覆髄法……62, 66
酸産生能……19
酸蝕症……8, 37, 146
酸処理……86
酸処理材……59, 87, 90, 91
酸性……89
酸性接着性レジンモノマー……90
酸性プライマー……59
サンドイッチテクニック……113
サンドブラスト……93, 94, 134
次亜塩素酸ナトリウム……24, 51, 104
仕上げ……78
仕上げ研磨……77, 101, 105, 108, 116
仕上げバー……49
シェードテイキング……102, 134, 143
自家移植……46
紫外線吸収剤……82
紫外線滅菌……23
歯科用アマルガム……33, 62
歯科用アマルガム修復……116
歯科用アマルガム修復物の除去……116
歯科用実体顕微鏡……45
歯科用鋳造用金属……119
歯科用漂白剤……40
歯科用マイクロスコープ……45
歯間距離……75
歯冠形態……74
歯冠-歯根破折……45
歯冠側鼓形空隙……75, 76
歯冠破折……45
歯間ブラシ……19, 21
歯間分離……102, 108
歯間分離法……69
歯間離開度……27
歯型可撤式模型……125
歯頸部修復……72
歯型分割式模型……125
歯垢染色液……20
歯根破折……46
歯軸面窩洞……53
歯質接着性……59, 111, 149, 152
歯質透過光……96, 101, 105
歯周疾患……74
自浄域……55
歯小嚢……5
視診……26, 37
歯髄為害性……111
歯髄壊死……12
歯髄炎……99
歯髄結石……3
歯髄刺激……78, 98, 148, 149
歯髄傷害……60, 61
歯髄知覚神経の鈍麻……37, 38
歯髄鎮静作用……152, 153
歯髄電気診……29, 44
歯髄電気診断器……29
歯髄保護……103, 148
歯髄保護法……60, 62
支台築造……113
支台築造用コンポジットレジン……84
失活歯……39, 41, 42, 44
試適……130
歯内歯……11
歯内療法……46
歯肉炎……74
歯肉側鼓形空隙……75
歯肉のマネジメント……67
歯肉排除……103, 108
歯肉排除法……70
ジメチルアミノエチルメタクリレート……82
ジメチルパラトルイジン……81
歯面処理……101, 104, 115
歯面処理材……61
歯面清掃……67, 102
シャーピー線維……5
射出成形法……139, 146
射出成形用ワックス……142
斜切痕……10
斜面隅角……58
習慣性嘔吐……9
習慣性摩耗……8
重合開始剤……81, 114, 132, 154
集光型照射筒……106, 108
重合禁止剤……82
重合促進剤……81, 114, 132, 154
シュウ酸塩……38

自由神経終末説……4
重炭酸・フッ化物配合ペースト……33
修復象牙質……4, 35, 64, 66, 149, 152
従来型グラスアイオノマーセメント……113, 150, 154
従来型照射筒……108
縮合型シリコーンゴム印象材……123
樹脂含浸層……88, 93, 111
樹脂含浸象牙質……88, 93
酒石酸……114, 154
術後管理……105
術前検査……142
術野の隔離……68, 102
手用切削器具……47
小窩……57, 120
小窩裂溝塡塞……154
小窩裂溝塡塞用コンポジットレジン……84
照射筒……106
小柱間質……1
小柱鞘……1
消毒……23
消毒法……22
消毒薬……24
上部鼓形空隙……75, 76
初期エナメル質齲蝕……14
職業的摩耗……8
触診……26
食生活指導……37
食片圧入……74, 75, 76
除痛法……73, 102, 143
シランカップリング剤……81, 134
シランカップリング処理……93, 94, 144, 147
シリカ……80, 94, 127, 132, 154
シリカ系セラミックス……142
シリケートセメント……62
シリコーンゴム印象……143
シリコーンゴム印象材……31, 123
シリコーンゴム印象材積層二回印象法……124
シリコーンゴム連合印象……147
シリコーンポイント……50, 108, 130
シリンジタイプ……86
ジルコニアガラス……154
ジルコニアシリカ……80
唇(頬)側面形態……75
シングルコード法……71
人工唾液……33
深在性齲蝕……66
浸潤麻酔……73
侵蝕症……8, 37
親水性付加型シリコーンゴム印象材……123
親水性モノマー……90
新生児重症黄疸……12
新生児メレナ……12
水硬性セメント……42, 153, 154
水酸化カルシウム系セメント……65, 66, 104
水晶……80
水洗……22
垂直打診……28
水平打診……28
スケーリング……101
スズ電析……93, 94
スタンダードプレコーション……22
スチールバー……48
スチールラウンドバー……103, 108
スティッキーフィッシャー……27
ステイニング……139, 140
ステイン……41
ストッピング……71
ストレートハンドピース……47, 48
ストレートベベル……100
ストロンチウムガラス……80
スナイダーテスト®……19
スプーンエキスカベーター……47, 103, 108
スプリント療法……36
スプルー線……122, 126, 127, 129
スペーサー……124
スミヤー層……59, 60, 61, 87, 88, 92, 93, 99
スミヤープラグ……61, 93
スライスタイプ……121
寸法安定性……152
生活歯……39, 42, 143
生活歯髄切断……45
生活反応層……15, 35
成形修復材料……79
精神鎮静法……73
正中歯……11
正中離開……146
整復……45
正リン酸……154
石英……80, 127, 132
積層一回法……123
積層印象法……123
積層二回法……124
積層法……104
セクショナルマトリックス……72, 107
切縁隅角……72
切縁破折……146
石灰化……6
石灰化不全……9
石膏……122
石膏系埋没材……127
石膏模型……144

切削……47, 60
切削効率……48
切削診……30
切削力……48
摂食障害……8
接触点……75
——の頬舌的位置関係……77
——の上下的位置関係……77
接着……86, 92, 148
接着性プライマー……40
接着性レジン……143
接着性レジンセメント
……93, 144, 147, 150
接着性レジンモノマー
……89, 90, 91
セパレーター……26
セミクリティカル……25
セミハイブリッド型……83
セメント……148
セメント芽細胞……5
セメント質……4, 6
セメントライン……135
セラミックインレー……136
——の使用材料……138
——の製作法……138
セラミックインレー窩洞……137
セラミックインレー修復……136
——の適応症と禁忌症……137
——の手順……142
セラミック修復物……94
セラミックス……136
セラミング……139
セルフアドヒーシブセメント
……152
セルフエッチングプライマー
……89, 90, 93
セルフエッチングプライマー
処理……87, 88, 93
セルフエッチングプライミン
グボンディング材……91
セルフケア……21, 33
セルフプライミングアドヒー
シブシステム……91
セレシン……126
穿下……57
線角……54, 133, 137
穿下性齲蝕……16
先駆菌層……15, 35
尖形裂溝状バー……49
前歯部・臼歯部両用コンポ
ジットレジン……84
前歯部用コンポジットレジン
……84
前準備……67
染色液……45
前処理材……87
全身麻酔法……73
穿通性齲蝕……16
早期接触……31
象牙芽細胞……2, 3, 4
象牙芽細胞説……4
象牙芽細胞突起……3, 60
象牙細管……2, 4, 15, 60, 88, 93
象牙細管開口部……37
象牙細管封鎖……6
象牙質……2, 5, 6
象牙質齲蝕……15, 16, 33, 99
——の分類……15
象牙質・歯髄複合体……3, 6, 143
——の保護……60
象牙質知覚過敏(症)
……9, 12, 37, 43
象牙質知覚過敏処置……36, 37
象牙質痛覚……4
象牙質粒……3, 4, 6
象牙前質……3
桑実状臼歯……10
増速型マイクロモーター
……47, 48
即時歯間分離法……69
即時歯肉排除法……70
疎水性マトリックスレジン……80
外開き(形)……57, 120, 137
ソフトレーザー……38, 50
染め出し……20

た行

ターナー歯……10, 146
ターボ型照射筒……106, 108
ダイアグノデント®ペン……30
耐火模型……138, 139
対合歯の摩耗……74
第3級アミン
……81, 82, 89, 114, 132, 154
第三象牙質
……4, 15, 35, 64, 66, 149, 152
対照歯……28
第二セメント質……5
第二象牙質……4, 6
タイプ3金合金……119
タイプ4金合金……119
体部破折……135
ダイヤモンドポイント
……50, 105, 108
ダイレクトアプリケーション
シリンジタイプ……86
ダイレクトベニア……146
唾液……40
唾液緩衝能測定……20
唾液分泌……19
唾液流出量測定……20
多菌層……15, 35
打診……27
脱灰……14, 87, 88, 89,
90, 91, 92, 93
脱灰抑制処置……33

脱落……55
脱離……78
ダブルコード法……71
ダブルミックス印象……123
単一印象法……123
単純窩洞……52
探針……26, 27
弾性印象材……122
弾性率……5
単層印象法……123
タンニン酸……71, 149
タンニン・フッ化物合剤配合ポリカルボキシレートセメント……65, 66, 149
チオコールゴム印象材……123
知覚過敏用歯磨剤……37
知覚受容複合体説……4
築盛・焼成法……138, 146
築造……154
チタン……142
チタン合金……119
着色性飲食物……43
チャモイスホイール……130
中心結節……10
中性モノマー……90
鋳造……127
鋳造欠陥……128
鋳造収縮……119, 128, 129
鋳造体……94, 122
鋳造法……128, 146
鋳造用銀合金……119
鋳造用金属……119
鋳造リング……126
超音波洗浄……22, 94
長石系セラミックス……142
超微粒子ダイヤモンドポイント……108
直接金修復……117
直接金修復窩洞……58
直接修復の接着……86
直接覆髄……45, 153
直接覆髄法……62, 65
直接法……125, 146
追加重合……134
痛覚……35
つや出し……78
つや出し研磨……130
低温プラズマ滅菌……24
低カルシウム血症……10
定期検診……105
抵抗形態……57, 120, 133, 137
低出力歯科用レーザー……38, 50
ディスク……50, 130
ディスポーザブル……22
ディスポーザブル器具……25
定量的可視光誘起蛍光法……30
テーパードフィッシャーバー……49
適合試験用印象材……130
デジタル模型……144
テトラサイクリン系抗菌薬……145
デュアルキュア型コンポジットレジン……85
デュアルキュア型コンポジットレジン系レジンセメント……151
点角……54, 133, 137
電気抵抗値……29
填塞……104, 115
伝達麻酔……73
デンタルフロス……21, 26, 27, 130
デンタルミラー……26
デンテイトバー……48
デンティナルプラグ……61
デンティンプライマー……88
デンティンブリッジ……65, 104
テンポラリーストッピング……71
陶材……138
透照診……28, 45
動水力学説……4
投錨効果……87
透明ウェッジ……69, 107
透明ストリップス……108
透明層……15, 35
動揺度検査……28
トータルエッチング……91
トームス顆粒層……3
特異度……31
凸隅角の整理……120
トッフルマイヤー型マトリックスリテーナー……72, 107, 108
トランスイルミネーター……28
ドリオピテクス……11
トリミング……78
ドリル……49
トルーのセパレーター……70
トルク……48

な行

内層……34, 35
内側性窩洞……52
内部応力……126
内分泌障害……10
ナノフィラー(型)……81, 83
なめられ……128
軟化象牙質……15
二酸化チタン……40, 42
二次印象……124
二次齲蝕……17, 55, 74, 78, 99, 101, 135
二次重合……134
二重仮封……41
ニッケルアレルギー……119
ニッケルクロム合金……119, 127
乳臼歯１級・２級窩洞……112

乳酸アルミニウム……38
乳酸桿菌数測定……19
ヌープ硬さ……5
ぬれ性……87
熱処理……128
熱伝導率……5
熱膨張係数……5
ノンクリティカル……25
ノンベベル……100, 134

は行

ハードレーザー……50
バーニッシャー……49
バーニッシュ
……38, 63, 111, 115, 116
排除用綿糸……71
バイタルブリーチング……39
梅毒……10
ハイドロキシアパタイト……1
ハイドロコロイド印象材……122
バイトワックス……124
ハイブリッド型……83
白濁……9, 112
白斑……14
箱形……56, 120
把持形態（効力）……56
破折……9, 44, 74
破折歯の検査……44
パッカブルコンポジットレジン
……85
発光ダイオード……106
抜歯……46
抜髄……37, 39, 45
ハッチンソン歯……10
バットジョイント
……100, 114, 138
パテタイプ……124
歯……1
——の化学組成……6
——の加齢による変化……6
——の自家移植……46
——の損耗……7, 36
——の破折……9, 44
——の物理・機械的性状……5
——のマニキュア……40
歯ブラシ……21
歯ブラシ摩耗……8
パラフィン……126
パラホルムアルデヒド製剤……38
バリウムガラス……80, 154
ハロゲン光照射器……106
ハロゲンランプ……106
斑状歯……10, 146
ハンター・シュレーゲル条……2
反復性嘔吐……8
非齲蝕性硬組織疾患……7, 36
被蓋硬組織……65, 104
非回転切削器械……50
光化学両重合型……84, 89, 151
光干渉断層画像診断法……30
光硬化型……154
光重合型コンポジットレジン
……84, 95
光重合–加熱重合タイプ……132
光重合触媒……89
光重合反応……114
光重合–光重合タイプ……132
光重合方式……82
光照射……101, 105, 108, 115
光照射器……42, 45, 106
光触媒……40
光増感剤……82, 132
非貴金属……94
引け巣……129
微小漏洩……62
非侵襲的修復法……113
微生物……59
被着体処理法……93
引張強さ……5
ヒドロキノン……82
非発酵性糖質……33
被覆形窩洞……52
被覆把持形態……57
被膜厚さ……148
標準予防策……22
表層下脱灰……14
病的破折……9
漂白……106
漂白剤……40
漂白前処置……41
漂白法……39
——の分類……39
——の予後……43
表面吸収型……50
表面麻酔……73
ピン……57, 120
ピンセット……26, 28
フィッシャーシーラント
……19, 112, 113
フィニッシング……78
フィラー……80, 89, 132, 154
フィラー表面処理剤……81
フェリアーのセパレーター
……70, 108
フェルトコーン……130
付加型シリコーンゴム印象材
……123
不可逆性印象材……122
不完全破折……46
副甲状腺機能低下……10
複雑窩洞……52, 72
副歯型模型……125
覆髄……62, 63, 104
覆髄法……64
賦形……104
不潔域……55, 120
不顕性露髄……104

フッ化亜鉛……149
フッ化アルミノシリケートガラス……154
フッ化ジアンミン銀……12, 34, 38
フッ化水素酸……94, 144
フッ化水素酸処理……144
フッ化ストロンチウム……149
フッ化ナトリウム……38
フッ化物イオン……111
フッ化物応用……17, 19, 33, 43
フッ化物歯面塗布……19
フッ化物徐放性……91, 111, 149
フッ化物洗口……19, 33
フッ化物の取り込み……111
フッ化物配合歯磨剤……19, 21, 33
プラークコントロール……20, 37, 101
プラークの pH……20
プライミング……88, 90, 93
プライミングアドヒーシブ……91
ブラキシズム……36
プラスチック製ウェッジ……69, 107
フラックス……127, 129
ブラッシング……19
ブラッシング指導……41, 101
ブリーチング……39
フリーラジカル……81
フリクショングリップ……47, 48
不良導体……149
フルオライト……154
フルオロアルミノシリケートガラス……110, 111, 113, 114
フルニエ歯……10
プレウェッジ……69, 103, 108
フロアブルコンポジットレジン……63, 64, 85, 96, 104
ブローホール……129
フロッシング……19
プロトスタイリッド……11
プロピレングリコール……34
プロフェッショナルケア……21, 33
分離材……126
ペア型カーバイドバー……108
ペア型ダイヤモンドポイント……108
ベース……62, 63, 113
ベースレジン……80
ペーパーコーン……130
壁着性象牙質粒……3
ベニア修復……37, 39, 145
——の種類……146
——の適応症……145
——の手順……147
ヘビーシャンファー……138
ベベル……97, 99, 100
辺縁形態……74
辺縁性二次齲蝕……17, 98
辺縁破折……99, 102, 135
辺縁封鎖性……149, 150, 152, 153
辺縁隆線……76
辺縁漏洩……78, 98, 99
便宜形態……58, 120, 133, 137
変色……74
変色歯……12, 39, 145
変態温度……127
ホイール……50
ポイント……49
ホウ砂……128
防湿……102
防湿法……68
放射線滅菌……23
豊隆……75
ポーセレン……138
ポーセレンベニア法……146
ホームブリーチング……39, 42
保持……56
保持安定溝……99
保持形態……55, 56, 120, 133, 137
補修修復……97, 98, 146
補償法……128
補助的清掃器具……21
補助的保持形態……57, 99, 120
保持力……78
ポスト……57
ボックスタイプ……121
ホットスポット……129
補綴象牙質……4
ポリアクリル酸……110, 115, 149, 150, 154
ポリエーテルゴム印象材……123
ポリエステルストリップス……72
ポリカルボキシレートセメント……42, 63, 149, 154
ポリカルボン酸……114, 154
ポリサルファイドゴム印象材……123
ポリッシングブラシ……102
ポリビニール樹脂……154
ポリプロピレングリコール……34
ポルフィリン症……12
ホルマリン……24
ホワイトシリコーン……130
ホワイトニング……39
ホワイトポイント……50, 105, 108, 130
ホワイトマージン……97, 100
ボンディング……88, 98
ボンディング材……45, 87, 88, 90, 91, 92
——の構成……89
ボンディングシステム……64, 86

ま行

マイクロフィラー(型)……81, 83
マイクロモーター……47, 48
埋没……126
埋没材……126, 127
埋没前準備……126
巻綿花……68
マクロフィラー(型)……81, 83
曲げ強さ……5
麻酔診……30
マトリックス……107, 115
マトリックスバンド……72
マトリックスレジン……80, 132, 154
マニキュア……40
摩耗……6, 97
摩耗症……7, 36, 146
マレイン酸……90, 154
マレイン酸共重合体……114
慢性齲蝕……16, 33
蜜ろう……126
ミューカウント®……19
ミュータンスレンサ球菌数測定……19
ミリング……141, 142
ミリング法……146
ムーンの歯……10
無機酸……9
無機質……1
無機フィラー……95, 132
無菌層……34
無細胞セメント質……4
無小柱エナメル質……2
無髄歯……39
メタルインレー窩洞……120, 134
メタルインレー修復……118
——の適応症……119
——の手順……122
滅菌……23
滅菌法……22
綿糸……108
木製ウェッジ……69
模型検査……31
模型製作……125
モデリングコンパウンド……71

や行

薬液塗布法……38
有機質……2
有機複合フィラー……81
融合歯……11
ユージノール……144, 152, 153, 154
有髄歯……39
遊離エナメル質……15, 55, 57, 99
遊離性象牙質粒……3
湯だまり……129
癒着歯……11
要観察歯……16
熔融用ガラス……139
ヨード剤……34
ヨードチンキ……34
予防拡大……55, 114, 120, 133, 137

ら行

ライニング……62, 63, 113
ラウンデッドショルダー……138
ラウンド型ダイヤモンドポイント……108
ラウンドベベル……100
ラジカル……24, 40, 81
ラジカル反応……150
ラシュコフの神経叢……4
ラップジョイント……104
ラバーカップ……102
ラバーダム……40, 102
ラバーダムクランプ……68, 70, 108
ラバーダムシート……68
ラバーダムパンチ……68
ラバーダムフレーム……68
ラバーダム法……41, 68, 101, 144
ラボ用スキャナー……142
ラミネートベニア修復……145
リスクファクター……18
裏層……62, 63, 154
裏層法……63
リチャージ……111
リテーナー……107
リドカイン……73
リトラクションコード……71
リバースカーブ……58
リューサイトガラスセラミックス……142
リューサイト結晶……142
臨界 pH……14
リング状リテーナー……72, 107, 108
リン酸……87, 90, 93
リン酸亜鉛セメント……148, 154
リン酸エステル系……89, 94
リン酸塩系埋没材……139, 140
リン酸カルシウム系セメント……65, 104
リン酸系……91
リン酸処理……87, 88, 93, 94, 147
隣接歯……75
隣接面齲蝕……27, 28
隣接面形態……75
隣接面接触関係……76
冷刺激……28

冷水痛 135
レイヤリングテクニック 96, 97, 104
レーザー 42, 50
レーザー蛍光法 30
レーザー齲蝕診断 30
レジンインプレグネーションテクニック 45, 96, 97
レジン系複合材料 142
レジンコーティング 38, 62, 64, 135, 143, 153
レジン接着システム 86, 92
レジンダイレクトベニア 146
レジンタグ 87, 88, 92, 93
レジン添加型グラスアイオノマーセメント 90, 110, 114, 150, 154
レジン填塞 108
レジンナイフ 105, 108
レジンモノマー 89
レッチウス（線）条 2
レッチウスの平行条 2
連合印象法 123
練和 115, 148, 149
露出象牙質 143
ロジン 154
露髄 45, 66
ロストワックス 139
ロストワックス法 118, 142

わ行

矮小歯 10, 145, 147
ワックス 31
ワックスアップ 125
ワックスパターン 122, 125, 126, 127
ワックスパターン調整法 125, 126

数字

1%アシッドレッドプロピレングリコール液 34
1%アシッドレッドポリプロピレングリコール液 34
1 ステップセルフエッチングシステム 91
1 ボトルセルフエッチングシステム 91
1 級窩洞 53, 121
1 級複雑窩洞 133
2 ステップセルフエッチングプライマーシステム 90
2 級窩洞 53, 121, 133
2 級修復 72
3D プリンティング 141, 142
3G 132
3 ステップシステム 90
3 級窩洞 53, 96, 112
4-AET 89
4-MET 89
4-META 89, 94, 154
4 級窩洞 53, 146
5 級窩洞 53, 71, 112
6 級窩洞 54

ギリシャ文字

α石膏 127
γ-MPTS 81, 134
γ-MPTS 処理 94
γ線滅菌 23
γ-メタクリロキシプロピルトリメトキシシラン 81

欧文

A. viscosus 17
ART 法 112, 113
Bis-GMA 80, 89, 132, 154
Bis-MEPP 80
Black の窩洞分類 53
BPDM 89
BPO 81, 114, 154
BPO-アミン起媒方式 81
C1 16
C2 16
C3 16
C4 16
CA 47, 48
CAD/CAM 119
CAD/CAM 法 141, 146
Carabelli 結節 10
c-factor 95
CO 16
CO_2 レーザー 50
CQ 82
C 値 95
C-ファクター 95
Davis の 6 級窩洞 54
Dentcult®- LB 19
DMPT 81
EBA 154
EBA セメント 63, 152, 154
EDTA 59, 87
Elliot のセパレーター 69
EOG 滅菌 23
Er, Cr:YSGG レーザー 50
Er:YAG レーザー 50
Ferrier のセパレーター 70
FG 47, 48
Fosdick テスト 20
Fournier 歯 10
HEMA 88, 89, 90, 91, 114, 154
HP 47, 48
Hunter-Schreger 条 2
Hutchinson 歯 10
hybrid layer 88

HY 剤……65, 66, 149
ICDAS……17
indirect pulp capping……66
IPC 法……62, 66, 104
Ivory 型リテーナー……72
Ivory のシンプルセパレーター……69
Keyes の 3 つの輪……13
Lactobacillus……13, 17
LED 光照射器……106
light emitting diode……106
MAC-10……89
MDP……89, 90, 91, 94
MFR 型……83
MI……32, 106
Miller の化学細菌説……13
mineral trioxide aggregate セメント……153
minimal intervention……32
minor tooth movement……67
MMA……154
MMA/TBB 系レジンセメント……151, 154
MMA 系レジン……63, 89
MOD 窩洞……133
Moon の歯……10
MTA セメント……65, 104, 153
MTM……67
Nd:YAG レーザー……51
Newbrun の 4 つの輪……13
OCT 法……30
PCR……20
Phenyl-P……89, 90
pH 調整剤……149
plaque control record……20
PMMA……154
PMMA 系レジン……142
PMTC（professional mechanical tooth cleaning）……19, 21, 33, 39, 41
PTC（professional tooth cleaning）……21
QLF 法……30
Raschkow の神経叢……4
RD テスト®……19
remineralization……32
Retzius（線）条……2
Retzius の平行条……2
SFR 型……83
Sharpey 線維……5
Spaulding 分類……25
Streptococcus mitis……13
Streptococcus mutans……13, 17
Streptococcus sobrinus……13
TBB-O……151, 154
TBB 起媒……89
TEGDMA……89, 132, 154
Tofflemire 型マトリックスリテーナー……72
Tomes 顆粒層……3
Tooth wear……7, 36
True のセパレーター……70
Turner 歯……10, 146
UDMA……80, 89, 114, 132, 154
UTMA……132
VBATDT……94

【著者略歴】

奈《な》良《ら》陽《よう》一《いち》郎《ろう》

1980 年　日本歯科大学歯学部卒業
1984 年　日本歯科大学大学院修了
2003 年　日本歯科大学教授

柵《ませ》木《き》寿《とし》男《お》

1989 年　日本歯科大学歯学部卒業
1993 年　日本歯科大学大学院修了
2009 年　日本歯科大学准教授

歯科国試パーフェクトマスター
保存修復学　第 2 版　　ISBN978-4-263-45890-7

2017 年 12 月 10 日　第 1 版第 1 刷発行
2021 年　6 月 25 日　第 1 版第 3 刷発行
2022 年 11 月 25 日　第 2 版第 1 刷発行

著者代表　奈 良 陽 一 郎
発 行 者　白　石　泰　夫

発行所　**医歯薬出版株式会社**

〒113-8612　東京都文京区本駒込 1-7-10
TEL. (03) 5395－7638（編集）・7630（販売）
FAX. (03) 5395－7639（編集）・7633（販売）
https://www.ishiyaku.co.jp/
郵便振替番号 00190－5－13816

乱丁，落丁の際はお取り替えいたします　　印刷・あづま堂印刷／製本・榎本製本